Hautsache gesund!

Wo liegt die Ursache sehr vieler Hautprobleme?

Claudia Ehle

Hautsache gesund!

Wo liegt die Ursache sehr vieler Hautprobleme?

Pflegeratgeber einer Naturkosmetikerin

FSC
www.fsc.org
MIX
Papier aus verantwortungsvollen Quellen
Paper from responsible sources
FSC® C105338

Der Mensch muss zwangsläufig
wieder zurück zur Natur,
denn jede Unnatürlichkeit im
Hinblick auf Ernährung, Pflege
und die Lebensweise
wird sich auf Dauer
an unser aller
Gesundheit
rächen.

(Autor unbekannt)

Bibliografische Information der Deutschen Nationalbibliothek
Die Deutsche Nationalbibliothek verzeichnet diese Publikation in der Deutschen Nationalbibliografie; detaillierte bibliografische Daten sind im Internet über http://dnb.d-nb.de abrufbar.

Umschlagdesign, Satz, Herstellung und Verlag:
BoD – Books on Demand

ISBN 978-3-8448-6596-7

Herzlichen Dank an alle,
die mir auf meinem Weg begegnet sind
und mich weitergebracht haben.

Herzlichen Dank an alle,
die mit mir ein Stück
des Weges gegangen sind
und mich begleitet haben.

Herzlichen Dank an alle,
die mich verlassen haben
oder die ich verlassen habe.

Und besonders herzlichen Dank an die,
die mit mir meinen Weg gemeinsam gehen.

In Liebe an alle …

Inhaltsverzeichnis

Einleitung

Was habe ich denn für eine Haut? Ist es eine Mischhaut, oder ist sie eher trocken? Und welches ist das für mich geeignete Pflegeprodukt? Solche oder ähnliche Fragen hast du dir bestimmt auch schon gelegentlich gestellt. Und wenn du dich dann auf den Weg machtest, um eine gute, für dich passende Hautpflege zu finden, endete bestimmt wie auch einst bei mir der eine oder andere Anlauf als Desaster. Das hing manchmal vielleicht mit der Kompetenz der Beraterin zusammen, die dir manches Produkt empfahl, das sich später als reiner Flop herausstellte. Größtenteils lag es aber sicher am Pflegeprodukt selbst. Wieder einmal hattest du teures Geld in einen wunderschönen Tiegel investiert, dessen Inhalt nicht einhalten kann, was die Verpackung verspricht. Kosmetik über Kosmetik, die Regale der Drogeriemärkte, Parfümerien und auch Apotheken sind übervoll, und alles ist so schön verpackt und sieht vielversprechend aus. Die Auswahl fällt auf jeden Fall nicht leicht. Wenn du den Produktbeschreibungen auf den Verpackungen Vertrauen schenkst, müsstest du bei nahezu jeder Creme das Beste vom Besten in den Händen halten. Aber es kommt immer noch auf den Versuch an. Wie sieht deine Haut wohl nach zweiwöchiger Anwendung aus? Hält die Creme dieses Mal ihr Versprechen?

Woran liegt es, dass das Ergebnis der meisten Versuche, ein gutes Pflegeprodukt zu finden, mehr oder weniger vorhergesagt werden kann? Bist du neugierig, soll ich dir die Gründe dafür verraten? Doch wenn du nun weiterliest, gehst du das große Risiko ein, einiges in deinem Leben verändern zu müssen, zumindest im Hinblick auf deine Gesichts- und Körperpflege.

Ich berichte dir nachfolgend ausschließlich von meiner eigenen Erfahrung, von meinen Studien (nicht an einer Universität; ich vertrete hier nicht die gängige Lehrmeinung, sondern meine eigene) und von meiner Tätigkeit als Kosmetikerin in der Praxis. Auch ich hatte jahrelang schwere Hautprobleme, denn ich bin Neurodermitikerin.

Leider können wir dem Dilemma nicht aus dem Wege gehen, wir können auch nicht ganz auf Hautpflege verzichten, das ist heutzutage in unserer zivilisierten Welt kaum mehr möglich. Es gibt Menschen, die die Meinung vertreten, die Haut brauche überhaupt keine Pflege, sie könne sich selbst pflegen. Diese Aussage wäre für sich genommen schon richtig, lässt allerdings außer Acht, dass die uns anerzogenen, gewohnten tagtäglichen Reinigungsrituale mit den dabei benutzten gängigen Utensilien den Hydrolipidfilm (Schutzfilm) der Haut immer wieder aufs Neue zerstören. Wenn wir also ständig reinigen, brauchen wir auch Pflege, das steht fest.

Du kannst nun selbst entscheiden, ob du weiterlesen und dich auf ein neues Terrain begeben willst oder dich doch lieber an die vertrauten Institutionen wie Parfümerie oder Drogerie wendest. Doch dann gestatte mir eine Frage: Wenn dir diese Institutionen wirklich weitergeholfen haben, warum greifst du dann zu diesem Buch?

Kapitel 1:

Der Aufbau der Haut und die Wirkung von Kosmetikprodukten

Als vor einigen Jahrzehnten angefangen wurde, Kosmetik industriell zu produzieren, dachte man, dass Kosmetikprodukte nicht in die Haut eindringen würden. So stellte man Cremes und Lotionen mit allerhand Fremdstoffen her, die sehr günstig im Einkauf waren, unkompliziert emulgiert und einfach konserviert werden konnten. Hierbei bediente man sich einer breiten Palette chemischer und körperfremder Inhaltsstoffe. Kennst du den Begriff „Bananenprodukt"? So bezeichnet man häufig Elektronikgeräte und vor allem Computerprogramme, die erst noch beim Benutzer ausreifen müssen, also noch nicht komplett vom Hersteller in ihrer Funktion überprüft sind.

Demnach wären die meisten Kosmetikprodukte Bananenprodukte, denn ihre Tauglichkeit, ihre Verträglichkeit – und im Zweifelsfall auch ihre Gefährlichkeit – werden häufig ebenfalls erst vom Kunden entdeckt.

Bevor ich mich mit der Wirkung dieser Produkte befasse, zum besseren Verständnis zunächst eine kurze Einführung in den *Aufbau der Haut:*

Unsere Haut besteht aus *drei Hauptschichten,* die wiederum in mehrere Unterschichten unterteilt werden:

1. Die *Epidermis,* die sogenannte *Oberhaut*
2. Die *Dermis,* die sogenannte *Lederhaut*
3. Die *Subkutis,* die sogenannte *Unterhaut*

Die Oberhaut, also die *Epidermis,* besteht selbst wiederum aus fünf Schichten:

Die unterste Schicht bildet dabei die *Basalzellschicht,* hier werden Zellen neu gebildet, die dann während eines Verhornungsprozesses langsam nach oben wandern (circa vier Wochen), bis sie als totes Hornplättchen oben aufliegen.

Daraufhin folgt als nächste Schicht der Epidermis die *Stachelzellschicht,* die das Gerüst der Epidermis bildet. Hier befinden sich auch die Langerhans Zellen des Immunsystems.

In der *Körnerschicht* verlieren die Zellen Wasser und ihren Zellkern.

Hierauf folgt die *Leuchtschicht,* die Schutz vor mechanischer Belastung bietet und als UV-Lichtschutzfilter fungiert.

Die oberste Schicht ist die *Hornschicht.* Hier liegen die toten Hornschüppchen dachziegelartig aufeinander auf, was einen guten physikalischen Schutz ermöglicht.

Die mittlere Hautschicht oder auch *Lederhaut* (Dermis) besteht wiederum aus zwei Schichten.

Die oberste Schicht ist die *Papillenschicht,* die die Lederhaut mit der Epidermis verbindet. Von hier aus erfolgt die Ernährung der Epidermis durch die vorhandenen Blutgefäße.

Darunter liegt die *Bindegewebsschicht* mit ihren kollagenen und elastischen Fasern, Blutgefäßen, Lymphgefäßen und Talgdrüsen.

Unter der Lederhaut befindet sich die *Unterhaut* (Subkutis). Diese enthält Fettzellen, Schweißdrüsen und größere Blutgefäße.

Zur Verdeutlichung nachfolgend eine Skizze zum Aufbau unserer Haut:

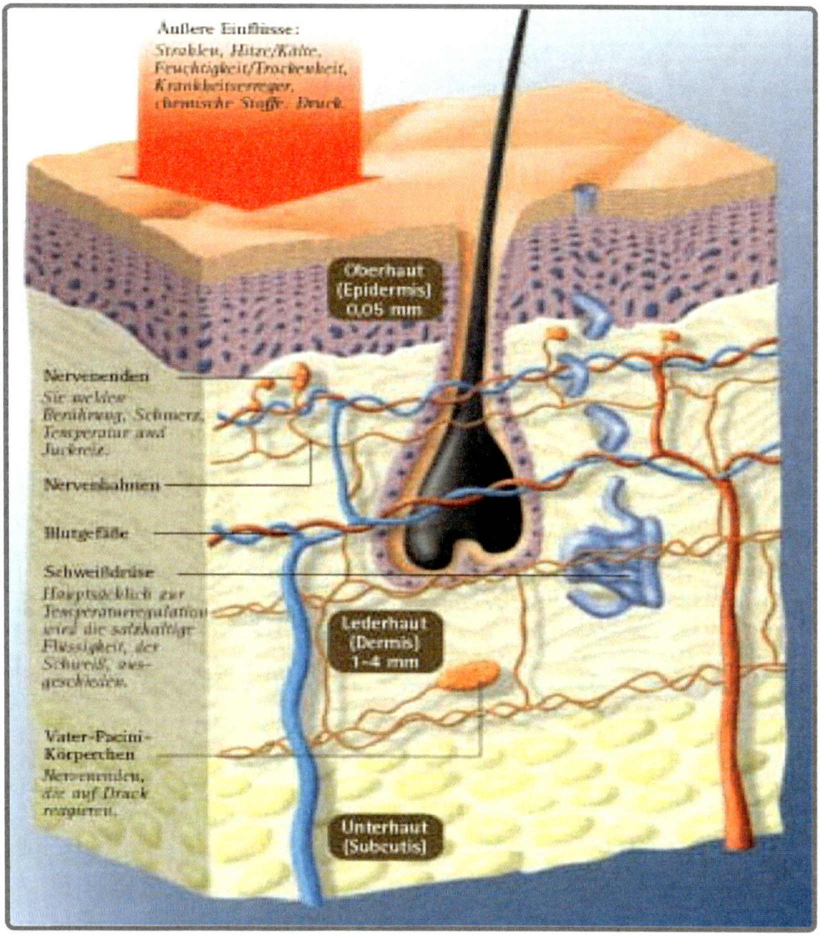

© Medicom Pharma GmbH, http://www.medicom-pharma.de/Die-Haut-Spiegel-der-Seele--250d1o747.html 2008, 26.12.2008

Folgendes sind die wichtigsten *Aufgaben der Haut:*
Unsere Haut hat einige *Schutzfunktionen* für unseren Körper zu erfüllen. Sie schützt uns vor:

- Bakterien und Mikroorganismen;
- vor fremden Substanzen;
- Wind, Kälte und Witterungseinflüssen;
- UV-Strahlung;
- Stößen und Reibung;
- Austrocknung durch transepidermalen Wasserverlust.

Weiterhin grenzt uns die Haut als Person von anderen Individuen ab. Sie ist also auch unsere Barriere oder unser Schutz vor anderen Menschen.

Als Tastorgan nimmt die Haut unterschiedliche Reize auf.

Die Haut ist ferner wesentlicher Bestandteil unseres Immunsystems.

Und als Temperaturregelungsorgan besitzt die Haut die Fähigkeit, über die Ausscheidung von Schweiß den Körper abzukühlen. Bei Kälte dagegen wird die Hautoberfläche durch Gänsehaut verkleinert, um einen Wärmeverlust unseres Körpers zu reduzieren.

Wichtig für meine nachfolgenden Ausführungen ist vor allem die Bedeutung der Haut als *Aufnahme- und Ausscheidungsorgan.* Die Haut ist in der Lage, zum Beispiel Inhaltsstoffe aus Cremes aufzunehmen (was ja in der Medizin bereits ausreichend genutzt wird), aber auch Schlackenstoffe auszuscheiden.

Nun aber zurück zu der vor einigen Jahrzehnten noch gängigen Auffassung, dass kosmetische Inhaltsstoffe nicht in tiefere Hautschichten eindringen könnten. Wenn dies so wäre, könnte man über die Bedenklichkeit der verwendeten Inhaltsstoffe konventionell hergestellter Kosmetik hinwegsehen. Leider werden circa 85 Prozent bis 90 Prozent der Kosmetikprodukte auf dem Markt konventionell hergestellt. Dies bedeutet, dass beliebige Inhaltsstoffe zur Herstellung herangezogen werden, ohne die möglichen gesundheitlichen Folgen für Haut und Körper zu berücksichtigen.

Doch unsere Haut ist kein lebloses Organ, auf das man auftragen kann, was man will.

Im Gegenteil. Unsere Haut ist das größte Organ unseres Körpers und ein sehr lebendiges Gefüge aus unterschiedlichen Zellschichten, das sich selbst versorgen und ernähren kann.

Zum Schutz vor äußeren Einflüssen wie zum Beispiel Bakterien dient der Haut eine Lipidbarriere, die in intaktem Zustand ihre Aufgabe auch tadellos erfüllen kann. Eine hauteigene mikrobielle Flora dient dazu, Fremdorganismen abzuwehren.

Diesen ursprünglichen intakten Zustand durchbrechen wir in unserer modernen und zivilisierten Welt mit allerhand kosmetischen Hilfsmitteln.

Nun lässt sich Körperpflege heutzutage nicht mehr wegdenken, unsere tagtäglichen Reinigungs- und Pflegerituale haben durchaus ihre Berechtigung.

Aber ist es nötig, zur Reinigung der Haut die Lipidbarriere so stark zu zerstören, dass die Haut stunden- oder sogar tagelang damit beschäftigt ist, diese wieder neu aufzubauen?

Wer sagt, dass eine Creme mit chemischen und synthetischen Inhaltsstoffen ein gleichwertiger Ersatz für unseren Hydrolipidfilm ist?

Wer sagt, dass diese komplett körperfremden Stoffe von unserer Haut und unserem Körper nicht aufgenommen werden? Wäre dies wahr, dann wäre jegliches Versprechen der Kosmetikhersteller, die Haut mit Pflegecremes zu versorgen und zu ernähren, eine Lüge: Denn eine Creme, die nicht bis zur Basalzellschicht vordringt, in der neue Zellen produziert werden, kann die Haut nicht ernähren.

Die über Jahrzehnte unbestrittene Behauptung, Kosmetik kann und darf nicht in die Haut eindringen, erweist sich als vollständig falsch, denn *dieses Eindringen* kann gar nicht verhindert werden. Wenn überhaupt, dann kann zwischen Stoffen unterschieden werden, die besser oder schlechter in die Haut eindringen. Riesengroße Moleküle können natürlich gar nicht eindringen, kleine Moleküle dagegen umso besser. Die Beschaffenheit unserer Lipidbarriere ist dabei im Wesentlichen dafür ausschlaggebend, wie viel vom aufgetragenen Produkt eindringen kann.

Da dank der heutzutage üblichen Reinigungsvorgänge fast keine Lipidbarriere mehr intakt ist, ist unsere Haut für Fremdstoffe immer durchlässiger geworden. Zwischen dem Haar und dem Haarfollikel fehlt die Lipidbarriere ganz. Auch bei intaktem Zustand der Lipidbarriere können Stoffe also in die Haut eindringen, allerdings in geringerer Menge.

Bitte überzeuge dich selbst und wirf einen Blick auf die oben abgebildete Skizze der Haut.

Der Haarfollikel durchzieht die Lederhaut und die Oberhaut. Diese Öffnung reicht in die Tiefen der Lederhaut, in denen sich auch Blutgefäße befinden. So weit eingedrungene Inhaltsstoffe können folglich auch über Diffusion in das Blutgefäßsystem gelangen.

Hierfür gibt es auch handfeste Beweise. Ätherische Öle, Kräuteressenzen und andere Stoffe kann man innerhalb von Sekunden nach dem Auftragen auf die Haut im Blut nachweisen.

Experten schätzen, dass circa 60 Prozent der aufgetragenen Substanzen in den Körper aufgenommen werden. Sebastian Parsons, ein Geschäftsführer des Herstellers für natürliche Hautpflegemittel *Dr. Hauschka*, hat einmal gesagt, dass eine Frau im Laufe ihres Lebens 14 Kilo Feuchtigkeitsbestandteile aus Körperpflegemitteln durch die Haut in den Blutkreislauf aufnehme.

Diese Fähigkeit der Haut, Substanzen abzugeben und aufzunehmen, nutzt unter anderem die Medizin. Wie oft hast du denn selbst schon ein Sälbchen für dies und ein Wässerchen für das Problemchen aufgetragen? Bei der Anwendung medizinischer Cremes gehen wir mit Selbstverständlichkeit davon aus, dass sie in die Haut eindringen können und dort ihre Wirkung zur Entfaltung bringen.

Kosmetischen Produkten wird dieses Vermögen offenbar nicht zugebilligt. Vielleicht, weil man sich ansonsten auch offiziell und an höchster Stelle *dringend* mit den in Kosmetika zugelassenen Inhaltsstoffen auseinandersetzen müsste.

Doch bei der Auswahl deiner Pflegeprodukte hast du selbst die Wahl.

Du als Verbraucher kannst entscheiden, in welchen Berater und damit in welche Art von Pflegeprodukten du dein Vertrauen setzt.

Wenn man sich heute umhört, könnte man glauben, dass eigentlich jeder sich mit Kosmetikprodukten und deren Auswirkungen auf die Haut auskennt. Doch wie sieht es bei näherer Betrachtung aus? Wer ist denn wirklich für eine qualifizierte Beratung in Sachen Haut und Pflege geeignet? Und welche Motivation steht eigentlich hinter der Beratung?

Fangen wir einmal an mit dem Personal in Drogerie und Parfümerie. Dieses versteht es auf alle Fälle, dir Appetit auf teure und aufwändig verpackte Luxusprodukte zu machen. Doch bringen dir diese Luxusprodukte wirklich den versprochenen Nutzen, oder gehörst du bereits zu denen, die sich auf ihrer verzweifelten Suche nach einem verträglichen Pflegeprodukt schon die Haut und ihren Geldbeutel verdorben haben? Was hast du erwartet? Das Personal in Drogerie und Parfümerie besteht in erster Linie aus Verkäufern, mit entsprechend spärlichen Fachkenntnissen über das Funktionieren der menschlichen Haut. Das zu erreichende Ziel in Parfümerie und Drogerie ist Verkauf, hierfür wird das Personal in Verkaufsschulungen fit gemacht.

Du kannst dir aber auch auf dem Büchermarkt Ratgeber besorgen. Dort findest du allerlei Hilfe für deine Haut, gelegentlich in Form von als Buch getarnten Werbeflyern oder von Möchtegern-Promis, die sich auch hier noch ein bisschen Geld dazuverdienen wollen, indem sie – plötzlich zum Kosmetikexperten mutiert – tolle Beautytipps als Allgemeingut verbreiten, selbst aber heimlich in die dermatologische Praxis zur Faltenunterspritzung gehen. (Ihre Tipps waren also wohl doch nicht so erfolgreich?)

Tolle Beratung bekommst du auch bei deiner Nachbarin, die zwar bisher nichts von dir wissen wollte, aber nun zwischen Kindergeschrei und Tupperparty erfahren hat, dass sich nebenbei auch in der Kosmetikbranche mithilfe von Multilevel-Marketing Geld verdienen lässt. Zusammen mit etwa 500.000 anderen Schläfern will sie nun plötzlich die Vorzüge der Aloe-vera-Pflanze entdeckt haben und meint dir nun mitteilen zu müssen, dass sie und ihre Firma die ersten waren, die davon erfahren haben. (Aloe vera wird seit Jahrtausenden in Kosmetikprodukten verarbeitet.)

Wenn es trotz dieser tollen Beratungsangebote immer noch nicht funktioniert hat mit der Pflege und du dir deine Haut nun bereits verdorben hast, gehst du natürlich zum Dermatologen. Der verschreibt dir dann erst einmal Cortison oder Antibiotika, damit sich deine Haut überhaupt mal wieder beruhigt. Als Pflege empfiehlt er dir dann höchstwahrscheinlich Pharmakosmetik – was inhaltlich dasselbe ist wie die anderen konventionellen Produkte, allerdings unter dem Deckmantel medizinischer Unantastbarkeit viel kompetenter bei dir ankommt. Nun, Dermatologen sind Fachärzte für Hautkrankheiten. Hautkrankheiten werden mithilfe von Wirkstoffen therapiert, die in Cremes eingebunden sind. Diese medizinischen Cremes werden von der Pharmaindustrie hergestellt, bei Dermatologen beworben und in Apotheken verkauft. Die Grundlagen dieser Cremes sind, wie oben schon erwähnt, in der Regel (Ausnahmen bestätigen diese) die gleichen wie in der Drogerie und der Parfümerie, womit wir nun wieder am Anfang aller Probleme wären.

Siehst du nun: Du befindest dich in einem Teufelskreis, aus dem du erst herausfindest, wenn du dich selbst mit der Sache auseinandersetzt.

Nun zu denjenigen, die das Metier der Hautpflege eigentlich beherrschen sollten, zu den Kosmetikerinnen. Auch hier hängt die fachliche Kompetenz in erster Linie von der Ausbildung ab, und diese verläuft bei diesem Berufsbild sehr unterschiedlich, da leider keine einheitlichen Ausbildungsrichtlinien existieren. Auch ist die Berufsbezeichnung nicht geschützt; jeder kann sich – auch wenn er nur ein Buch darüber gelesen hat – Kosmetikerin oder Kosmetiker nennen. Die meisten Kosmetikschulen bilden bedauerlicherweise konventionell aus, nämlich mit der Einbindung und Schulung auf die Kosmetikprodukte auf dem Markt, die mit allerlei chemischen und körperfremden Stoffen durchsetzt sind.

Und vor allem lehren diese Schulen die Durchführung der längst veralteten klassischen Kosmetikbehandlung, deren Reihenfolge überhaupt keinen Sinn ergibt. Zum Beispiel nach der Ausreinigung der Haut eine Massage durchzuführen ist gerade im Zeitalter von AIDS und anderen Infektionskrankheiten eine Maßnahme, die nicht nur nutzlos ist, sondern auch ein enormes Ansteckungspotenzial hat, und zwar sowohl für die durchführende Kosmetikerin als auch für die Kundin. Wo sind an dieser Stelle die Gesundheitsämter, die solche Abläufe kontrollieren sollten, aufgrund deren man sich durch Blut oder Lymphfluss an anderen Personen anstecken kann?

Leider ist den Kosmetikerinnen ihr eigenes Metier in der heutigen Zeit sehr weit entglitten.

Sie sind eigentlich fast nur noch zum schmückenden Beiwerk degradiert, was wohl daran liegt, dass die meisten Kosmetikhersteller konventionell produzieren und beinahe jeder, der sich auf Dauer mit konventioneller Hautpflege pflegt, auf kurz oder lang beim Dermatologen landen muss, womit wir nun wieder beim Teufelskreis wären.

Dennoch gibt es sie – die sehr guten und qualifizierten Naturkosmetikerinnen, die ihr Metier bestens beherrschen und ohne Hilfsmittel und Gerätschaften ein Hautbild mit dem bloßen Auge genauestens beurteilen können. In diese Damen kannst du bei der Analyse deiner Haut und der Auswahl deiner Pflegeprodukte dein absolutes Vertrauen setzen!

Ich will nicht behaupten, dass alle anderen aufgeführten Beratungsinstanzen schlecht seien – Ausnahmen bestätigen bekanntlich die Regel. Aber ich will darauf hinweisen, dass es nicht nur einer guten fachlichen Grundausbildung bedarf, sondern dass man auch ein gewisses Verständnis und persönliches Interesse für die Zusammensetzung von Kosmetikprodukten und deren Auswirkungen auf der Haut mitbringen muss, um seiner Aufgabe als Berater gerecht zu werden.

An dieser Stelle möchte ich vor allem an die *Hersteller von Kosmetikprodukten*, seien es nun *Pharmakonzerne* oder *Kosmetikproduzenten*, appellieren, ihre Verantwortung für alle Menschen wahrzunehmen, denn diese Verantwortung wird sehr weit unterschätzt.

Doch wenn auch noch verhältnismäßig wenige Menschen sich mit dem Thema Naturkosmetik contra konventionelle Kosmetik auseinandersetzen, werden es doch täglich mehr, und darüber bin ich sehr froh.

Nun abschließend noch eine Frage an dich zum besseren Verständnis: Würdest du Erdöl essen oder Silikon? Dazu chemische Konservierungsstoffe, Farbstoffe, Emulgatoren? Nein?

Wie wäre es mit etwas allergieauslösenden Duftstoffen? Wie, auch nicht?

Also, du würdest es nicht wollen, dass das alles in deinen Körper gelangt, verstehe ich das richtig?

Aber dann meine Frage an dich: Warum trägst du den ganzen Mist dann seit Jahren Tag für Tag auf deine Haut auf?

Okay, ich verstehe, du hattest bisher keine Ahnung davon, dass kosmetische Inhaltsstoffe auch über die Haut in den Körper aufgenommen werden. Gut, jetzt bist du im Bilde.

Mein dringlicher Ratschlag hierzu ist folgender: *Bitte stelle aus eigenem Interesse unverzüglich deine Pflegeprodukte um!*

Und denjenigen meiner Leserinnen und Leser, die nicht glauben wollen, dass unsere Kosmetikhersteller und Pharmakonzerne bedenkliche Zutaten in Kosmetikprodukten verarbeiten, empfehle ich auf jeden Fall, das nachfolgende Kapitel weiterzulesen.

Die Annahme, dass kosmetische Inhaltsstoffe nur in die obersten Schichten der Haut eindringen, ist widerlegt. Nun zu den Inhaltsstoffen selbst.

Kapitel 2:

Die Zutaten einer Creme

Jede Creme, sei es eine leichte Körperlotion oder eine reichhaltige Gesichtscreme, besteht aus unterschiedlichen Stoffen, die miteinander verbunden werden müssen.

» Die *Basisstoffe* sind zum Beispiel Wasser und Fette und Öle aus unterschiedlichen Bereichen: dem *tierischen* Bereich, dem *mineralischen* Bereich, dem *synthetischen* Bereich und vor allem dem *pflanzlichen* Bereich. Dieser bietet der Kosmetikindustrie ein breites Einsatzgebiet. (Wertvolle und für die Gesichts- und Körperpflege geeignete Öle, Fette und Wachse sind zum Beispiel Olivenöl, Avocadoöl, Mandelöl, Sheabutter, Arganöl, Nachtkerzenöl, Bienenwachs, Jojobaöl oder Traubenkernöl.)

Zu den nicht geeigneten Fetten und Ölen gehören vor allem Mineralfette und -öle, aber auch synthetische Fette und Öle.

» Die *Wirkstoffe* werden eingesetzt, um ein spezielles Hautproblem zu bekämpfen.

Wirkstoffe können aus dem Hightechbereich kommen, besser aber aus dem pflanzlichen und tierischen Bereich, beispielsweise Malve, Lavendel, Manuka, Holunder oder Aloe vera.

Dabei ist aber unbedingt darauf zu achten, dass Wirkstoffe oder Auszüge aus Heilpflanzen wie der Kamille nicht zur Dauerpflege eingesetzt werden sollten.

Auch mit den natürlichen Wirkstoffen sollte also zielbewusst, kurzfristig und mit dem nötigen Fachwissen agiert werden. Man trinkt doch zum Beispiel auch nicht jeden Tag Kamillentee, sondern nur dann, wenn man an Magenschmerzen leidet.

» Die *Hilfsstoffe* werden eingesetzt, um normalerweise unverbindbare Stoffe wie Öl und Wasser zu verbinden. Diese Hilfsstoffe nennen sich Emulgatoren. Sie verbinden die Fett- mit der Wasserphase. In der herkömmlichen Kosmetik werden chemische Emulgatoren eingesetzt wie beispielsweise die nachfolgend beschriebenen PEGs, in der Naturkosmetik eingesetzt werden natürliche, wie etwa Sojalecithin.

Weitere Hilfsstoffe in Kosmetika sind die *Konservierungsstoffe,* die ein Produkt vor dem vorzeitigen Verderb schützen sollen.

Die meisten chemischen Konservierungsstoffe haben, wie nachfolgend beschrieben, sehr negative Begleiterscheinungen. Dies gilt unter anderem für Parabene, halogenorganische Verbindungen, Formaldehyd und Methanol.

Manche Hersteller konservieren ihre Produkte mit natürlichen Substanzen wie ätherischen Ölen und verschiedenen Vitaminkompositionen.

Ebenfalls zur Gruppe der Hilfsstoffe gehören die *Duftstoffe*. Auch hier gibt es Tausende Varianten aus dem synthetischen Bereich, häufig mit unerwünschten Nebenwirkungen.

Wiederum andere Hersteller beduften ihre Produkte alternativ mit ätherischen Ölen, was meist die gesündere Variante ist.

Deklariert werden Duftstoffe meistens nur als Parfüm oder Fragrance.

Farbstoffe werden eingesetzt, um einer kosmetischen Zubereitung ein schöneres Outfit, also eine schöne Farbe zu verleihen. Meiner Ansicht nach ist dies vollkommen sinnlos, aber so denken natürlich nicht alle Menschen. Und dann werden diese Farbstoffe auch in allerhand Färbemitteln eingesetzt, doch dazu komme ich später noch ausführlich.

Die kosmetischen Inhaltsstoffe eines Produktes müssen seit einigen Jahren auch auf der Verpackung aufgelistet sein. Diese Einrichtung nennt man auch die INCI-Liste. Hierbei spielen vor allem die Mengenverhältnisse eine Rolle. Der zuerst aufgeführte Inhaltsstoff hat mengenmäßig den größten Anteil am Produkt, der zuletzt aufgeführte folglich den geringsten.

Kapitel 3:

Kosmetische Inhaltsstoffe – Natur contra Chemie

1. Kosmetikfette und Öle

Die billigen Varianten von Kosmetika für die Haut basieren auf Erdöl, Silikon und Acrylate; häufig deklariert als Paraffinum liquidum, Petrolatum, Vaseline, Ceresin, Ozokerit, mikrokristallines Wachs. Auch alle Inhaltsstoffe mit der Endung -one, wie zum Beispiel Dimethicone, fallen hierunter.

Eines der am häufigsten eingesetzten Fette in Kosmetika ist Paraffin, ein Fett aus dem mineralischen Bereich oder, ganz einfach gesagt, ein Erdölprodukt. Dasselbe gilt auch für Vaseline. Diese Fette wurden in den letzten Jahren sehr stark diskutiert, natürlich auch zu Recht, denn aufgrund ihrer chemischen Struktur haben weder Erdöl, Silikon noch Acrylate Gemeinsamkeiten mit den Fetten und Ölen, die wir natürlicherweise unserem Körper zuführen und mit denen dieser auch dementsprechend umgehen kann.

Sie legen sich ihrer Struktur gemäß eher filmartig über die Haut, was dem Anwender aber nicht unbedingt unangenehm sein muss. Gerade bei einer sehr trockenen, reifen Haut stellt sich hier bei der Anwendung sehr häufig ein sehr angenehmes Gefühl ein, da Paraffin jedenfalls reizarm ist (folglich auch von empfindlichen Menschen gut vertragen wird) und eventuell vorhandene Spannungsgefühle der Haut vorläufig reduziert. Bei einer eher zu Unreinheiten neigenden Haut wirkt sich Paraffin sofort nachteilig aus, denn der eher abschließende

Effekt verhindert tendenziell die Talgdrüsensekretion und steigert die Bildung von Mitessern, Pusteln und unangenehmem Fettglanz.

Bei der Anwendung dieser Fette stellt sich außerdem noch ein Umkehreffekt ein, nämlich der sogenannte Lippenpomadeneffekt. Je mehr und je länger man von ihnen aufträgt, desto trockener und spröder werden die Lippen und folglich auch die damit behandelten Hautflächen. Der Grund hierfür ist, dass bei längerem Gebrauch von paraffinhaltigen Pflegeprodukten die Lipidbarriere der Haut zurückgedrängt wird, also bei Absetzen des Produktes die Haut regelrecht Feuchtigkeit verliert. Das heißt, je beständiger ich mit Paraffin creme, desto morbider ist meine Barriereschicht und desto trockener wird meine Haut, da durch diese morbide Barriereschicht nun Feuchtigkeit entweichen kann.

Deshalb fällt es Langzeitanwendern von Paraffincremes auch so schwer, auf ein natürliches Produkt umzusteigen. Die Haut muss erst wieder daran arbeiten, ihre eigene Lipidbarriere aufzubauen. Doch diese durch Paraffin & Co. entstehende Abhängigkeit nutzen die Kosmetikproduzenten gerne zu ihren Gunsten aus, denn der Anwender soll ja am besten für immer bei diesem Produkt bleiben.

Es verhält sich fast wie bei einer Abhängigkeit. Eine Entziehungskur wird erforderlich.

Die Entzugserscheinungen machen sich beim Umstieg auf pflanzliche Fette und Öle dann als Spannungsgefühl bemerkbar. Denn pflanzliche Öle bilden keinen Okklusiveffekt (hautabdichtenden Effekt) wie das Paraffin, sondern dringen in die Haut ein.

Es kann deshalb einige Wochen bis Monate, manchmal auch Jahre dauern, bis die Haut sich regeneriert hat und man mit einer neuen Pflege klarkommt. Dennoch lohnt sich die Umstellung.

Manche Firmen behaupten, Paraffin könne aufgrund seiner Struktur überhaupt nicht in den Körper eindringen. Was etwa ist mit Lippenstift, essen wir Frauen nicht jedes Mal etwas davon mit? Und Paraffin ist meistens Hauptbestandteil von Lippenstiften, wenn diese nicht ausdrücklich der Gruppe der Naturkosmetikprodukte angehören (diese sind auf Basis von natürlichen Wachsen hergestellt).

In der großen Kosmetikliste der Zeitschrift *Öko-Test* ging der Kosmetikexperte Dr. Dieter Wundram ebenfalls davon aus, dass Paraffine auch über die Haut in den Körper gelangen: „Wenn sie durch die Darmwand hindurchkommen, können sie auch in die Haut eindringen." Und dass Ersteres der Fall ist, hat eine Untersuchung von Schweizer Forschern an Kühen ergeben, in deren inneren Organen sich Mineralölparaffine angereichert hatten. Diese wurden über die Nahrungskette und durch die Haut aufgenommen, zum Beispiel über den Ausstoß von Dieselmotoren, der sich auf Wiesen abgelagert hat, und über Melkfett.

In der Kosmetikproduktion ist es so, dass bedenkliche Paraffine, wenn sie in Verruf gekommen sind, einfach schnell durch andere Paraffine ersetzt werden, von denen man noch kaum etwas weiß.

Laut der EU-weit geltenden Gefahrstoffverordnung müssen sogar sämtliche Substanzen, die mehr als zehn Prozent Kohlenwasserstoffe enthalten (auch Paraffin ist ein Kohlenwasserstoff), mit einem Warnhinweis versehen werden, wenn sie verschluckt werden könnten. Nur bei Kosmetika entfällt diese Kennzeichnungspflicht. Oft steht allerdings Paraffin auf der INCI-Liste an erster oder zweiter Stelle, das heißt, es ist Hauptbestandteil der Pflegecreme, was dann häufig weit mehr als zehn Prozent sind. (Vgl. Die große Kosmetik-Liste Nr. 01, Öko-Test, 15.11.2004, S. 70/71.)

Paraffine werden aber nicht nur als billiges Fett in Kosmetika eingesetzt. Sie dienen gleichfalls zur Herstellung von Kerzen, als Brennstoff für Öllampen, zur Pflege von Holzoberflächen, als Bindemittel in Nasensalben, als Grillanzünder, als Abführmittel, zur Herstellung von Schuhcremes etc.

Genauso bedenklich wie Paraffine sind Silikone, synthetische Fette, die chemisch aus Silicium und Sauerstoff gewonnen werden. Silikonöle haben ein ausgezeichnetes Spreitvermögen, das heißt, sie verteilen sich gut auf der Haut und werden deshalb bei der Produktion von Kosmetika sehr gerne eingesetzt. Sie fühlen sich angenehm an und haften auch gut auf der Haut.

Biologisch sind sie aber schlecht abbaubar und für den menschlichen Körper ebenso wie Paraffin ein Fremdkörper, da unser Organismus auch diese Art von Fettstruktur nicht verarbeiten kann. Deshalb werden diese Substanzen, wenn sie in unseren Körper gelangen, genau wie Paraffin als Fremdstoffe in Organe wie Leber oder Lymphknoten eingelagert.

Dasselbe gilt für die Acrylate, die für die passende Viskosität (das Fließvermögen) eines Kosmetikproduktes eingesetzt werden. Diese künstlich hergestellten Stoffe haben zwar den Vorteil, dass man mit ihnen stabile Cremes herstellen kann, aber sie sind ebenso wie Silikone und Paraffine schwer abbaubar, und außerdem verschließen sie die Poren der Haut.

In einem Artikel im *Handelsblatt* vom November 2002 berichtete der Autor Ingo Reich über das bedenkliche Thema Paraffin. Analytiker des Kantonalen Labors Zürich hatten demnach herausgefunden, dass Laborratten, die mit Mineralölparaffinen gefüttert wurden, an Entzündungen der inneren Organe wie zum Beispiel der Leber litten.

Mit Paraffinen kommen wir übrigens nicht nur durch ihren häufigen Einsatz in billigen und teuren Kosmetika in Kontakt. Wie bereits erwähnt, gelangen Mineralölparaffine beispielsweise über ungenügend gefilterte Rußpartikel aus Dieselmotoren, die sich auf Wiesen und Feldern ablagern, als Viehfutter über Rinder auf den menschlichen Speiseplan, und zwar in sehr hohen Konzentrationen. In Großbäckereien werden Mineralöle und Schmierfette als Schneidflüssigkeiten genutzt. Da es momentan leider keine gesetzlichen Begrenzungen für Pflegeprodukte, die Paraffin enthalten, gibt, sind die Mengen, die etwa ein Säugling über die Muttermilch aufnimmt, um mehr als das

Sechsfache höher, als der Wissenschaftliche Lebensmittelausschuss der EU (Scientific Committee on Food – SCF) für Erwachsene empfiehlt. (Vgl. Ingo Reich: Handelsblatt, 04.11.2002.)

Nun stellen wir uns die berechtigte Frage, warum ein bedenklicher Inhaltsstoff, der möglicherweise gravierende Auswirkungen auf die Gesundheit von Tieren und Menschen hat, nicht schon längst aus der Zutatenliste von Kosmetikprodukten gestrichen wurde.

Ich kann dir hierzu nur die Antwort geben, die meiner Einschätzung nach wohl am ehesten zutrifft.

Die Kosmetik- und Pharmaindustrie denkt nur in Form von Zahlen und Profit. Und der Gewinn verbessert sich natürlich mit der Handelsspanne. Paraffin kostet im Einkauf nur ein paar Cent, ein Liter pflanzliches und kostbares Avocadoöl ist dagegen um ein Vielfaches teurer.

So versucht man, dem Verbraucher Paraffin schönzureden: Es ist billig, und es verdirbt nicht leicht; alles Vorteile für die Kosmetikfirmen, doch wo bleibt nun der Vorteil für den Verbraucher?

Selbst Dermatologen empfehlen, wie schon erwähnt, die gängigen Apothekenprodukte – also in der Regel auch Kosmetikprodukte, die auf Silikon- und Paraffinbasis hergestellt wurden. Leider handelt es sich auch bei den meisten rezeptierten medizinischen Salben und Cremes – also wiederum Produkten der Pharmaindustrie – gleichfalls um „Paraffinprodukte". (Wofür man vielleicht mit beiden zugedrückten Augen noch Verständnis haben kann, da diese Salben ja eigentlich nur vorrübergehend eingesetzt werden sollten, bis das zu behandelnde Hautproblem beseitigt ist.) Aber welcher Patient holt sich nach einmaliger Anwendung einer verschriebenen Salbe nicht auch ein zweites oder ein drittes Mal ein Rezept hierfür?

Keine Frage, reizarm und haltbar sind Paraffin und Silikon. Dennoch muss ich gegen den Einsatz dieser Substanzen in Dauerpflegeprodukten dringend mein Veto einlegen.

Wie am Anfang schon erwähnt, sind 85 bis 90 Prozent der erhältlichen Kosmetikprodukte auf dem Markt zur Pflege unserer Haut ungeeignet.

Ganz egal, wer sie geschaffen, empfohlen oder bisher benutzt hat; gleichgültig, wie teuer oder wie schön der Tiegel ist und welchen Namen das Produkt trägt.

Und hierfür die ganz schlichte Begründung:

Wenn man sich den Aufbau des Hydrolipidfilms, der unsere Haut schützt und ihr Bestandteil ist, einmal genauer ansieht, stellt man fest, dass dieser Film aus Wasser und Fett (Talg) besteht. Mit der darunterliegenden Hornschicht entsteht eine Lipidbarriere, die die Haut vor Austrocknung schützt. Sie enthält unterschiedliche Fette oder fettähnliche Substanzen, also Lipide wie Triglyceride, Cholesterol, Cholesterolester und Ceramide. Diese Struktur und Zusammensetzung der Hornschicht ist von außerordentlicher Bedeutung für die Schutzfunktion unserer Haut.

Schon die geringste Änderung der Zusammensetzung dieser Lipidbarriere kann diese Schutzfunktion beeinflussen.

Dies geschieht *mehrmals* täglich, wenn du den Pflegeempfehlungen der Kosmetikindustrie und den gängigen Ratschlägen von Nicht-Fachleuten oder vermeintlichen Fachleuten Folge leistest.

Durch tagtägliche falsche oder zu intensive Reinigungsvorgänge, aber auch durch den Einsatz von manchen Emulgatoren, Tensiden und durch das Auftragen von *körperfremden* Fetten kann diese Lipidbarriere dauerhaft gestört sein.

Paraffine, also Kohlenwasserstoffe, oder auch Silikone sind nicht in der Lage, diese zerstörte Barriere wieder aufzubauen, da sie zum einen dort natürlicherweise nicht vorkommen und zum anderen auch nicht die Fettstruktur der dort vorhandenen Lipide besitzen.

Wie bereits erwähnt, enthält die Lipidbarriere der Haut Fette in Form von Triglyceriden und Cholesterol, Cholesterolester und Ceramiden – jedoch keine Kohlenwasserstoffe der Paraffinreihe.

Wenn du also deine Haut pflegst, dann bitte mit Fetten und Ölen, die unseren Körperfetten ähnlich sind, denn diese tragen zur Regeneration der Lipidbarriere bei.

Sie stehen uns in der Natur in vielfältigster Ausprägung zur Verfügung.

Ob es sich um Avocadoöl, Mandelöl, Jojobaöl oder Squalan handelt, die Natur stellt bereit, was unser Körper braucht.

Weil diese natürlichen Öle auch die gleiche Fettstruktur besitzen wie unser Körper, können sie auch viel schneller und besser in die Haut eindringen. Das Wort „Pflege" erhält hier somit eine ganz andere Bedeutung.

Und noch ein Vorurteil gehört in diesem Zusammenhang entkräftet:

„Gute Kosmetik muss auch teuer sein!"

Wenn wir nun wissen, dass circa 85 bis 90 Prozent der Kosmetikprodukte mit den oben genannten Billigfetten hergestellt werden, ist es fraglich, warum wir dann für unsere Creme aus der Parfümerie das teilweise 10- bis 15-Fache zahlen sollen wie für gesunde, natürliche Produkte (deren Inhaltsstoffe bereits in der Beschaffung wesentlich teurer sind).

Das ergibt absolut keinen Sinn.

Das einzige Argument, das noch für die teuren Produkte spricht, ist das Luxusbedürfnis und Statusbewusstsein vieler Menschen. Dabei zählt nicht der Inhalt, sondern der Name und der Preis des Produktes, und ob man sich solch ein Produkt zu leisten in der Lage ist.

Teure Kosmetik ist für viele Menschen ein Statussymbol wie die Automarke. Da interessiert nicht, was drin ist, sondern nur was draufsteht und was es gekostet hat und ob es von Gutschi oder Wutschi ist. Diese Einstellung ist in einer auf das Äußere und Oberflächliche ausgerichteten Gesellschaft keine Seltenheit.

Für diejenigen, die an ihrem Anzug am meisten das Firmenemblem und nicht die Qualität schätzen, für die ist diese Welt der Kosmetik mit den großen Versprechungen genau das Richtige.

Machen wir uns doch einmal bewusst, wie viele Menschen sich über ihren Besitz definieren und wie viele mehr noch über ihr Äußeres. Wenn wir jung sind, mag dies noch nachvollziehbar sein; Selbstwert muss man sich im Leben schließlich auch hart erarbeiten. Mit dem Älterwerden allerdings sollten wir dann doch ein paar Stärken und Qualitäten entwickelt haben, auf die wir stolz sein können und die uns zu Selbstwert verhelfen, der sich nicht nur aus Besitz und Äußerlichkeiten schöpft, sondern aus innerem Reichtum, Können und der Gewissheit einer sinnvollen Existenz.

Häufig haben gerade Frauen ein dickes Problem mit dem Älterwerden. Viele definieren sich noch immer über den Erfolg ihres Ehemannes, da sie vielleicht für ihre Kinder den Beruf an den Nagel gehängt haben und auch kein Hobby haben, das sie beschäftigt und ihnen ein Erfolgsgefühl vermitteln könnte, das wiederum ihr Selbstvertrauen stärken würde. Also bleibt ihnen nur die Definition über ihr Äußeres. Diese Definition hat aber ihre Tücken, denn welche 40-Jährige kann schon äußerlich mit einer 20-Jährigen mithalten? Und die Kluft wird mit zunehmendem Alter immer tiefer. Auch wird man durch diesen Wettlauf mit der Zeit enorm unter Druck gesetzt, denn es erfordert mit 40 Jahren schon enorm viel Konsequenz und Verzicht, um sich eine gertenschlanke Figur durch kontrollierte, asketische Nahrungsaufnahme und einen Daueraufenthalt im Fitnessstudio zu erhalten.

Für viele Frauen bleiben zur Stärkung ihres Selbstwertgefühls offenbar nur noch die verrücktesten Versprechen der Kosmetikindustrie übrig, und seit einiger Zeit als moderne Alternative und lukrative Geschäftsidee einiger Schönheitschirurgen und Dermatologen die Spritze und der Griff zum Messer.

Nach einem solchen operativen Eingriff – der zugleich ein massiver Angriff auf unseren Geldbeutel ist – sind alle unsere Kanten, Macken und Falten ausradiert. Die Spuren unseres Lebens sind beseitigt, unsere einzigartige Ausstrahlung und somit unsere Individualität auch.

Maskenhafte, entstellte und leere Gesichter blicken uns immer häufiger als sogenannte Vorbilder aus Zeitungen und Illustrierten entgegen. Der Jugendwahn tobt mitten unter uns.

Dies ist sicherlich der einfachere Weg als die unbequeme Auseinandersetzung mit sich selbst, vor allem mit der eigenen Vergänglichkeit und in letzter Konsequenz auch mit dem Tod.

In unserer Gesellschaft werden Situationen, in denen man mit Problemen nicht klarkommt, normalerweise therapeutisch behandelt. Wenn sich jemand mit einer vollkommen natürlichen Sache nicht zurechtfindet, zum Beispiel mit dem Erwachsenwerden der Kinder, mit dem Tod eines ihm nahestehenden Menschen oder aber auch mit dem Umgang mit Genussmitteln wie Alkohol, wird ihm zum Besuch eines Psychologen oder Therapeuten geraten. Was ist dann mit den Menschen unter uns, die mit dem Älterwerden nicht klarkommen? Sehr viele von uns bräuchten wohl heutzutage eher einen Therapeuten als einen Schönheitschirurgen, denn wer akzeptiert schon problemlos seine Fältchen, also die ersten Anzeichen seines körperlichen Vergehens? Doch diese Art von psychischer Störung wird uns anscheinend zugestanden, solange sich ein gutes Geschäft damit machen lässt. Was treibt gerade Ärzte, die sich doch der Gesundheit und Heilung von Menschen verschrieben haben, dazu, solch unnötige, sogar zuweilen gefährdende und riskanten operative Eingriffe zu tätigen?

Der Trend geht heute immer mehr dazu, sich statt mit seinen eigentlichen Problemen mit Äußerlichkeiten auseinanderzusetzen. Überall begegnen wir OP- und Implantatschönheiten, die die sichtbaren Spuren ihrer Lebenssünden wie Exzessen und Alkohol, Schlafmangel, Solarium und Kettenrauchen mit einer Operation und ein paar Spritzchen beseitigen ließen. Und wer nicht an sich herumschnippeln und spritzen lässt, erscheint plötzlich als vorzeitig gealtert und von der Natur benachteiligt. Spricht man die betreffenden Personen jedoch auf einen Eingriff an, tun sie so, als wäre nichts gewesen. Mit Lügen lebt es sich wohl leichter als mit der Wahrheit …

Nicht dass du mich falsch verstehst! Auch ich erachte Körperpflege und Gesichtspflege als wichtig. Jeder will schön und attraktiv sein – aber doch bitte nicht auf Kosten seiner Gesundheit. Man sollte auch sein Bestes tun, um seine Haut jung und gesund zu erhalten. Wir müssen uns deshalb auch nicht in vorsintflutlicher Manier mit der einzigen langweiligen und farblosen Karottencreme pflegen, die im Naturkostladen erhältlich ist, in seltsamen Klamotten wie geschlechtslos durchs Leben irren und nach nichts schmeckendes Zeug essen. Es ist nicht nötig, von einem schädlichen Extrem ins andere zu wechseln.

Die Naturkosmetikfirmen haben in den letzten Jahrzehnten ihre Hausaufgaben gemacht. Sie stellen wahrlich meisterhafte Produkte her, typgerecht, mit guten Inhaltsstoffen und ohne negative Begleiterscheinungen. Es gibt nur wenig auf dem konventionellen Markt, was die Naturkosmetikfirmen nicht mindestens in gleichwertiger Qualität herstellen könnten – im Gegenteil.

Naturkosmetik ist nicht mehr langweilig und farblos, sondern einfallsreich und höchst wirksam, und sie belastet dabei unseren Körper nicht. Und übrigens, auch Naturkost schmeckt köstlich!

2. Chemische Konservierungsstoffe contra natürliche Konservierung

Auch die chemischen Konservierungsstoffe in konventionellen Produkten haben es in sich. Die mit circa 80 Prozent aller Kosmetika am meisten zur Konservierung eingesetzten Stoffe sind die sogenannten *Parabene*. Sie werden allgemein immer noch als die verträglichsten aller chemischen Konservierungsstoffe bezeichnet und sind deshalb auch in Lebensmitteln zugelassen, aber meiner Ansicht nach dennoch mit Vorsicht zu genießen. Deklariert werden Parabene in der INCI-Liste auf dem Kosmetikprodukt als Butyl-, Ethyl-, Propyl- und Methylparaben, als Oxybenzoesäure, Oxybenzoat, Metagin, Propagin etc. Aufgrund ihrer Wirksamkeit gegen Bakterien und Schimmelpilze werden sie in Kosmetika sehr häufig eingesetzt. Allerdings haben Parabene zum einen eine stark allergieauslösende Wirkung, zum anderen wird ihnen auch eine pro-östrogene (Östrogen = weibliches Geschlechtshormon) Wirkung zugeschrieben, die in einigen Studien für eine Erhöhung der Brustkrebsrate verantwortlich gemacht wird. Obwohl diese These in der Fachwelt sehr umstritten ist, warnt die deutsche Krebsgesellschaft vor der Verwendung von Produkten, die Parabene enthalten.

Manche Kosmetikhersteller argumentieren für den Einsatz von Parabenen (chemischer Name ist para-Hydroxybenzoesäure) damit, dass diese natürlicherweise auch in anderer chemischer Form, nämlich als PHB-Ester in Pflanzen vorkommen, wie zum Beispiel in Salicylsäure, in Thymol, in Vanillin oder auch in anderen Gewürzen. Aber auch hier kommt es bei Kontakt häufig zu allergischen Reaktionen. Und wenn auch ich eindeutig für Naturkosmetik spreche, würde ich den Einsatz von stark allergieauslösenden oder giftigen Stoffen, die die Natur gleichermaßen bereithält, vermeiden.

Die Hersteller hochwertiger Naturkosmetik haben genügend Wissen über das Allergiepotenzial einiger Substanzen. Deshalb werden diese in der Regel auch nicht eingesetzt.

Gegen die Verwendung von Konservierungsstoffen wie Parabenen sprechen außerdem noch weitere Argumente:

Parabene töten Mikroorganismen in den Kosmetikprodukten ab. Und was ist, wenn sie mit dem kosmetischen Produkt auf unsere Haut kommen? Was geschieht mit den Mikroorganismen auf unserer Haut, die eine Symbiose mit unserem Körper bilden und für das Funktionieren unserer Haut wichtig sind? Die Parabene unterscheiden nicht, welche Bakterien für unsere Hautflora wichtig sind und welche nicht.

Anfang 2006 veröffentlichten japanische Forscher eine Studie, die den Einfluss des Kosmetikwirkstoffes Methylparaben untersuchte. In einem Artikel in der Tageszeitung *Asahi Shimbun* hieß es dazu:

„Methylparaben, ein Konservierungsstoff, der in der Kosmetik weit verbreitet ist, fördert den Alterungsprozess der Hautzellen, wenn er UV-Strahlung ausgesetzt ist, und führt zur Bildung von Falten sowie Altersflecken [...]. ‚Methylparaben ist der am häufigsten verwendete Konservierungsstoff in Kosmetikprodukten. Sie finden ihn in Foundations, Pudern, Lotionen und Hautmilchs aufgrund seiner guten antibakteriellen Eigenschaften und zur milden Stimulation der Haut. Ironischerweise werde der Wirkstoff auch in Produkten eingesetzt, die die Folgen von UV-Strahlen auf die Haut reduzieren sollen", sagten die Forscher.

„,Ich glaube, dass die Menschen starke und direkte Sonneneinstrahlung meiden sollten, wenn sie Produkte verwenden, die Methylparaben beinhalten", sagte Professor Toshikazu Yoshikawa, der das Team der Forscher an der Kyoto Prefectural University of Medicine leitete.

Um die Nebeneffekte des Wirkstoffs zu ermitteln, hatten die Forscher Hautzellen Methylparaben in einer dem Einsatz in Kosmetika vergleichbaren Konzentration zugefügt und diese Hautzellen anschließend ultravioletter Strahlung ausgesetzt, die der Stärke an einem durchschnittlichen Sommertag entsprach. Das Ergebnis war, dass 19 Prozent der Hautzellen abstarben – bei Hautzellen ohne Methylparaben waren es laut der Studie dagegen nur sechs Prozent.

„Der Wert von Lipid-Peroxid, der treibenden Kraft hinter dem Alterungsprozess bei den Hautzellen, die Methylparaben zugeführt bekamen, war etwa drei Mal höher als bei den unbehandelten Hautzellen. Lipid-Peroxid wird in oxidierten Zellen gebildet, wenn diese ultraviolettem Licht ausgesetzt werden." (Produkte/F&E/Marken: 23.01.2006; The Asahi Shimbun 2006.)

Nach diesen Forschungserkenntnissen kann man den Einsatz von Parabenen nur noch als paradox ansehen: Was hat unsere konventionell hergestellte Anti-Aging-Creme noch für einen Nutzen, wenn sie einen exklusiven Wirkstoff enthält, der dem Altern entgegenwirken soll, aber gleichzeitig mit vier Arten von Parabenen konserviert ist, die offensichtlich genau das Gegenteil bewirken?

Fühlst du dich nun auch auf die Schippe genommen? Ich kann dich verstehen.

Unsummen von Geld haben wir alle gemeinsam in dem Glauben investiert, unserer Haut etwas Gutes zu tun! Die Enttäuschung über die Erkenntnis der wahren Zusammenhänge bleibt nicht aus.

Bereits vor vielen Jahren nannte das Buch *Dermatologie und Venerologie* der Professoren Braun-Falco, Plewig, Wolff – eines der renommiertesten deutschen Lehrbücher, das für die Facharzt-Ausbildung der Hautärzte maßgeblich ist – als „Kontaktallergene in Kosmetika" unter anderem die Parabene und die Duftstoffe. Und auch das in der medizinischen Ausbildung häufig genutzte Lehrbuch *Dermatologie* von Professor Ernst G. Jung nennt unter der Rubrik der häufigsten Allergene die Duftstoffe und die Parabene.

Und bereits 1988 veröffentlichte De Groot von der staatlichen Universität Groningen eine Studie, nach der etwa zehn Prozent der erwachsenen Bevölkerung in einem Zeitraum von fünf Jahren Hautprobleme durch die Verwendung von Kosmetika erleiden würden.

Am 12. Januar 2004 veröffentlichte die Tageszeitung *Die Welt* eine Meldung unter der Überschrift Brustkrebs durch Deodorant, nach der britische Wissenschaftler diesen Zusammenhang festgestellt hatten: „Rückstände eines Konservierungsmittels, das in Deodorants, Kosmetika und Arzneimitteln verwendet wird, seien in Krebstumoren nachgewiesen worden, berichtet die britische Fachzeitschrift ‚Journal of Applied Toxicology'. Die Biologin Philippa Darbre von der Universität in Reading hat 20 Brustkrebstumoren untersucht und dabei

Rückstände des in Deodorants enthaltenen Konservierungsmittels Paraben entdeckt. ‚Wenn Menschen mit diesen chemischen Stoffen in Berührung kommen, sammeln sie sich im Körper an', sagt Darbre. Es wäre daher ratsam, diese Konservierungsmittel nicht wie bisher in Kosmetika zu benutzen, die mit der Brustgegend in Berührung kommen." Gleichwohl hätten Krebsforscher eingeräumt, dass die Anzahl der untersuchten Tumoren sehr gering gewesen und weitere Forschung nötig sei. (dpa, Die Welt, 12.01.2004, S. 27.)

Hieraus kann ich für mich persönlich nur ein Resümee ziehen: Wenn nur das geringste Risiko besteht, durch den Einsatz von Parabenen Brustkrebs zu bekommen, dann kann, will und muss ich diese Stoffe auf jeden Fall vermeiden. Die Kosmetikindustrie lässt diese Stoffe zu. Du aber hast wie ich die Wahl und die Möglichkeit, diese Kosmetikprodukte zu meiden.

Hier kann ich nun noch einige Erlebnisse aus meiner Tätigkeit als Kosmetikerin hinzufügen.

In den vergangenen Jahren waren gerade bei meinen besonders pflegebewussten Kundinnen und Patientinnen einige, die mit der Diagnose „Lymphdrüsenkrebs und Brustkrebs" zu kämpfen hatten.

Du siehst, dass nicht nur unsere armen Mitlebewesen wie Ratten, Mäuse oder Hunde zum Test herhalten müssen, welcher Inhaltsstoff nun positive oder negative Konsequenzen hat, und dann später an den Folgen der Versuchsreihe elendig und kläglich verenden. Nein, auch wir dienen als Versuchskaninchen dafür, wie bedenklich diverse Inhaltsstoffe sind, und wenn wir noch ein paar Jahrzehnte warten, wissen wir es bestimmt genauer.

Und wo wir uns nun schon solchen ethischen Fragen nähern: Ich habe da noch etwas für die, die der Faltenbildung ihrer Haut manchmal mit einem Spritzchen entgegenwirken. Ja, richtig, ich meine den „Faltenkiller" Botox.

Weißt du eigentlich, wie Botox hergestellt wird?

Bevor du dir das nächste Spritzchen injizieren lässt (was natürlich niemand wissen darf), will ich dir die Wahrheit über die Herstellung von Botox mitteilen!

Botox wird im sogenannten LD50-Verfahren hergestellt. Dabei wird das Bakteriengift verschiedenen Gruppen von Tieren in unterschiedlicher Verdünnung in die Bauchhöhle gespritzt. So kann man dann die Menge ermitteln, bei der genau die Hälfte der Tiere stirbt – oder sollte ich vielleicht besser „krepiert" sagen? Die Zahl 50 im Begriff „LD50-Test" bedeutet nichts anderes als: tödliche Dosis bei 50 Prozent der Tiere.

Für diese Tiere, im Normalfall mindestens 100 pro Produktionseinheit, ist das eine irrsinnige Qual, denn sie durchleiden Muskellähmungen, Sehstörungen und Atemnot; Symptome, die sich über drei oder vier Tage hinziehen können, bis hin zum Tod durch Ersticken.

Nicht, dass grundsätzlich etwas dagegenspricht, wenn sich jemand stark verdünntes Bakteriengift injizieren lässt, um faltenfreier auszusehen. Die Entscheidung sowie die Verantwortung und das Risiko hierfür trägt man selbst. (Auch wenn ich es nicht unbedingt empfehlen würde, sich ein Nervengift, das auch in stärkster Verdünnung immer noch in der Lage ist, Nerven und Muskeln zu lähmen, in Gehirnnähe – Gehirnzellen sind Nervenzellen – einspritzen zu lassen.) Doch dass Botox faltenfrei (und mit größter Wahrscheinlichkeit auch hirnfrei) macht, rechtfertigt noch lange nicht, dass wir dafür Tiere töten dürfen. Einer vagen Schätzung zufolge krepieren jährlich zwischen 100.000 und 300.000 Mäuse an den Folgen von Botox. (Die Dunkelziffer ist wahrscheinlich deutlich höher.) Eigentlich sind Tierversuche für kosmetische Produkte seit 2009 verboten. Da Botox aber auch als Medikament eingesetzt wird, gilt diese Regelung hier nicht.

Eine Frage an dich: Fändest du es gut, wenn du von irgendeiner dir überlegenen Kreatur dazu missbraucht würdest, einen solchen

Wirkstoff an dir testen zu lassen? Aber egal, Hauptsache, wir sind jung, schön und sexy!

Doch zurück zum Einsatz von Parabenen in Kosmetika. Die erlaubte Menge an Konservierungsstoffen wird von den Herstellern häufig bis an die zulässigen Obergrenzen ausgenutzt. So findet man in manch einer Creme bis zu vier Arten von Parabenen. Schuld daran hat vielleicht zum Teil auch der Verbraucher, der ja selbst auch hohe Anforderungen an die Haltbarkeitsdauer von Kosmetika stellt.

Man muss sich in dieser Hinsicht auch als Konsument an die eigene Nase fassen, sich im eigenen Verhalten disziplinieren und einfach einen Tiegel nach dem anderen aufbrauchen. Sind wir doch mal ehrlich: Es ist nicht zwingend notwendig, dass in unserem Badezimmer 20 angebrochene Tiegel unterschiedlicher Cremes für Jahre herumstehen.

Für solch ein Verbraucherverhalten sind parabenkonservierte Cremes auch mit drei Jahren Haltbarkeit immer noch nicht haltbar genug.

Und Strapazen wie etwa extreme Hitze oder Kälte vertragen Kosmetikprodukte sowieso nicht.

Die Naturkosmetikhersteller sind Konservierungsprofis. Mit besonderer Reinlichkeit und Präzision bei der Herstellung sowie mit genau aufeinander abgestimmten Inhaltsstoffen schaffen sie es, Kosmetikprodukte für längere Zeit ohne den Zusatz unangenehmer und bedenklicher Begleitstoffe haltbar zu machen. Nach dem Öffnen sollten die Produkte jedoch zügig aufgebraucht werden. Dies erfordert eine Änderung unseres Umgangs mit angebrochenen Kosmetika. Fällt es so schwer, unser Verhalten zugunsten unserer Gesundheit zu ändern?

Doch nicht nur Parabene sind als Konservierungsstoffe bedenklich – die Kosmetikhersteller haben hier noch einige andere Spezialstoffe auf Lager:

Betrachten wir zum Beispiel eine der reaktivsten uns bekannten Chemikalien: den in Kosmetikprodukten vielfach eingesetzten Konservierungsstoff *Formaldehyd* und die Formaldehyd-Abspalter.

Früher wurde Formaldehyd im Chemikalienrecht als Stoff mit krebserregender Wirkung der Kategorie 3 eingestuft. Die Stoffe dieser Kategorie geben wegen möglicher krebserregender Wirkung Anlass zur Besorgnis, ohne dass genügend Informationen für eine befriedigende Beurteilung vorliegen.

Seit einiger Zeit jedoch gibt es mehr Informationen für eine ausreichende Beurteilung und eine strengere Einstufung des Stoffes.

Im Juni 2004 hat die International Agency for Research on Cancer (IARC), die zur Weltgesundheitsorganisation (WHO) gehört, die Bewertung des Krebsrisikos von Formaldehyd verschärft. Bislang als „für den Menschen wahrscheinlich krebserregend" bewertet, stufen Forscher Formaldehyd nun als „für den Menschen krebserregend" ein. Man diskutiert in diesem Zusammenhang vor allem die vermehrte Entstehung von Nasopharynxkarzinomen und anderen Krebserkrankungen des Nasenraums und die Entstehung von Leukämie in den Industrieländern.

Bekannt ist die Bedenklichkeit des Stoffs Formaldehyd bereits aus seinem früheren Einsatz in Spanplatten oder Holzschutzmitteln.

Formaldehyd ist als Konservierungsmittel nach INCI in Kosmetikprodukten zugelassen, es darf in Dosen bis 0,2 Prozent zugesetzt werden. Der Umweltschadstoff Formaldehyd ist billig zu produzieren und darf trotz seiner Gefährlichkeit noch nach wie vor in Kosmetika zum Einsatz kommen, was wohl an seinem breiten Wirkungsspektrum liegen mag. Er kann leicht in Zellen eindringen und wirkt gegen Pilze und Sporen, Viren und Bakterien gleichermaßen.

Ebenso kritisch zu betrachten ist der Einsatz von Formaldehyd-Abspaltern in Kosmetika, da diese genauso oder zum Teil noch stärker mikrobiell wirken als Formaldehyd selbst. Formaldehyd-Abspalter werden auch als Formaldehyddonatoren oder Formaldehyd-Depotstoffe bezeichnet. Diese Konservierungsmittel enthalten Formaldehyd in gebundener Form und können es nach und nach abgeben.

Man findet Formaldehyd-Abspalter in der INCI-Liste unter folgenden Bezeichnungen: Imidazolidinylharnstoff, Bronopol (2-Bromo-2-Nitropropane-1,3-Diol), 3-Dioxane Diazolidinyl Urea (Harnstoff), DMDM Hydantoin Benzylhemiformal, 5-Bromo-5-nitro-1,3-dioxane, Diazolidinyl Urea, Imidazolidinyl Urea, Quaternium-15, DMDM Hydantoin, Sodium Hydroxymethylglycinate, Methenamine.

Reines Formaldehyd steht als Formaldehyde auf der Verpackung eines Kosmetikproduktes, ein häufig eingesetztes formaldehydhaltiges Harz in Nagellacken ist Tosylamide / Formaldehyde Resin. Wenn keine Formaldehyde oder -abspalter deklariert sind, heißt das noch lange nicht, dass der Stoff nicht im Produkt enthalten ist, denn Kosmetika können diese Substanzen auch aus Verunreinigungen oder Vorkonservierungen der eingesetzten Rohstoffe enthalten. (Was bedeutet, dass die Rohstoffe, aus denen das fertige Kosmetikprodukt besteht, bereits mit Formaldehyd konserviert worden sein können.)

So ist es möglich, dass ein fertiges Produkt Formaldehyd enthält, ohne dass es auf der INCI-Liste vermerkt ist. (Vgl. Die große Kosmetikliste Nr. 01, Öko-Test, 15.11.2004, S. 64/65.)

Als ich noch als angestellte Kosmetikerin bei einer der größten konventionellen Kosmetikfirmen weltweit arbeitete, bekam ich anfangs zusammen mit anderen Neulingen in der Firma eine kleine Einführung bei der zuständigen Dame für Verbraucherfragen. Ihre Aufgabe war es, die durchaus berechtigten Bedenken verunsicherter Kunden auszuräumen, die sich Sorgen um die von der Firma verwendeten Inhaltsstoffe und deren Auswirkungen auf die Gesundheit machten.

Diese Frau verteidigte den Einsatz des Inhaltsstoffs Formaldehyd und der Formaldehydabspalter in den Kosmetikprodukten mit dem Argument, dass schließlich ein gärender Apfel auch Formaldehyd abspalte, also sei das Formaldehyd in den Produkten der Firma so harmlos wie das in einem gärenden Apfel und habe in den Produkten absolute Berechtigung. Doch wer von uns isst bitte jeden Tag mehrmals gärende Äpfel?

Mit diesem Vergleich begründete die Firma also die bedenkenlose Anwendbarkeit ihrer Produkte. Doch erst die Summe macht das Gift! Ich bin mir sicher, wenn wir jeden Tag mehrmals gärende Äpfel äßen und dazu formaldehydkonservierte Cremes verwendeten, wäre das Risiko, dass wir genauso krank werden wie der kürzlich an einem Krebsleiden verstorbene Gründer dieser Kosmetikfirma, ziemlich hoch.

Das Verheerende daran ist nicht nur, dass die weltweit bekanntesten und am weitesten verbreiteten Kosmetikhersteller Formaldehyd und Formaldehyd-Abspalter zur Konservierung in ihren Kosmetika einsetzen. Sondern dass gerade solche Firmen mit der größten Selbstverständlichkeit noch mit „natürlichem" Image für ihre Produkte werben.

Wieder wird der Verbraucher getäuscht und irregeführt, und das mit gesundheitsschädigenden Folgen.

Kosmetikfirmen werben mit saftigen, grünen Blättern, lecker aussehenden Früchten und Wortbestandteilen wie „Bio" oder „Natur". Doch leider ist meist nur der geringste Teil des Produktes natürlich.

Eine gesetzliche Bestimmung für Naturkosmetik in Deutschland gibt es noch nicht. Das heißt, jeder kann die Wortbestandteile „Natur" oder „Bio" verwenden, wie er will. Besonders interessant finde ich hierbei immer Aufschriften wie: „Mit natürlichem Saft der Aloe" oder Ähnliches. Hier wird der Verbraucher irregeführt, denn eine solche Formulierung bedeutet meistens nur, dass der komplette Rest des Produktes aus der Chemieküche kommt. Man muss wirklich genau hinsehen und hinhören, um nicht auf die ausgeklügelten Werbestrategien mancher Hersteller hereinzufallen.

Wie oft bekam ich, gerade wenn ich bei Herstellern von Produkten mit besonders natürlicher Aufmachung genauer nachfragte, wie denn die Produkte konserviert seien, als Antwort: „Ja ... ein bisschen konserviert sind sie schon, ... das ist ja vom Gesetzgeber vorgeschrieben ...“

Und erst nach ausdrücklicher Nachfrage und der Bitte um eine Auflistung der verwendeten Inhaltsstoffe bekam ich wirklich Auskunft. Erst dann kam die Wahrheit zum Vorschein. Als ein bisschen konserviert verstehe ich auf keinen Fall den Einsatz von drei unterschiedlichen chemischen Konservierungsstoffen in einem Produkt. Und Bil ligfette wie Paraffin, Vaseline und Silikonöl machten das als natürlich getarnte Produkt dann auch nicht wesentlich attraktiver.

Doch nun nochmals zurück zum Einsatz von Formaldehyd. Man findet es auch häufig in Nagellacken und Nagelhärtern, da es in der Lage ist, Nägel zu härten. Formaldehydhaltige Harze führen häufig zu Hautausschlägen und Ekzemen, was an allen Stellen, die mit den Nägeln in Kontakt kommen, sichtbar wird – manches Mal nur an empfindlicheren Hautpartien wie Wangen oder Stirn.

Formaldehyd kann sich aber auch aus den für Selbstbräuner eingesetzten Wirkstoffen entwickeln. Dieser Stoff heißt Dihydroxyaceton (DHA). Er darf in Selbstbräunungsmitteln in einer Konzentration von zwei bis sechs Prozent enthalten sein. Je mehr DHA eingesetzt wird, desto intensiver wird die Bräune. Dabei dringt es in die oberen Schichten der Haut ein, wo es innerhalb von Stunden mit den Eiweißbausteinen der Hornschicht reagiert und dann die Haut bräunlich tönt. DHA kann aber bei längerer Einwirkung von Wärme auch zerfallen, wobei auch Formaldehyd entstehen kann. Dementsprechend gilt es darauf zu achten, dass DHA – die Substanz selbst wie auch das fertige Produkt – nicht zu lange und dabei kühl gelagert wird. Die Zusammensetzung des kompletten Produkts ist hier auch von besonderer Bedeutung. Wasser zum Beispiel kann die Entstehung von Formaldehyd fördern, und jedes Produkt enthält Wasser.

Nun ist es vielleicht besser nachvollziehbar, dass viele Menschen empfindlich auf Selbstbräuner reagieren. (Vgl. Die große Kosmetikliste Nr. 01, Öko-Test, 15.11.2004, S. 64/65.)

Auch Methanol (Methylalkohol, Methylene) ist in der Lage, Formaldehyd zu produzieren. Methanol oder Holzalkohol ist eine farblose, leicht brennbare und flüchtige Flüssigkeit, die bei Verzehr zur Erblindung oder zum Tod führt. Bei der Verdauung hingegen wird Methanol in der Leber erst zu Formaldehyd, dann zu Ameisensäure abgebaut. Das giftige Formaldehyd führt zur Schädigung des Zentralnervensystems. So ist bestimmt für jeden nachvollziehbar, dass das starke Zellgift Methanol auf keinen Fall auf der Zutatenliste von Kosmetika stehen sollte. Dennoch hat Methanol nach wie vor eine INCI-Zulassung, was wohl darin begründet ist, dass sich Methanol zu Formaldehyd oxidieren lässt. Bereits 0,05 Prozent Formaldehyd in Kosmetika reichen aus, um diese billig und zuverlässig zu konservieren, was bereits durch die Zugabe von weniger als einem Prozent Methanol erreichet werden kann.

Solche Produkte dürfen dann auch noch als „frei von Konservierungsmitteln" bezeichnet werden! (Vgl. Heinz Knieriemen, Paul Silas Pfyl, Kosmetik-Inhaltsstoffe von A-Z, Baden, München: AT-Verlag, 2. Auflage 2006, S. 128.)

Passend zu diesem Thema möchte ich noch kurz einen Artikel erwähnen, auf den ich aufmerksam geworden bin, weil er sich mit dem Zuckerersatzstoff Aspartam beschäftigte. Aus diesem ging hervor, dass auch das in den meisten Light-Produkten enthaltene Aspartam, wenn es vom Körper verstoffwechselt wird, in seine Grundsubstanzen zerfällt: Asparaginsäure, Phenylalanin und Methanol.

Wenn wir nun einmal zusammenaddieren, was wir in der Vergangenheit alles verzehrt und gecremt haben ... mir wird übel, wie geht's dir?

Und somit ist auch klar, warum unser Körper im Laufe des Lebens bei unbewusster Lebensweise die Funktion einer Mülldeponie übernimmt.

Unfreiwillig, natürlich. Denn wir vertrauen ja alle den Produzenten und Herstellern hochwertiger Lebensmittel und Kosmetikprodukte.

Doch dies alles sollte uns dazu bewegen, nicht mehr allem Glauben zu schenken!

Was die Kosmetikprodukte anbelangt, kann ich dir nur folgenden Ratschlag geben:

Das, was dein Körper als seinen eigenen Bestandteil erkennt, darfst du auch auf deine Haut auftragen. Herkömmliche Kosmetika sind demnach aber mit Sicherheit nicht geeignet. Glücklicherweise ist in Deutschland ein zunehmender Trend zu Naturkosmetik bemerkbar! Dennoch tut hier Aufklärung nach wie vor not.

Zuletzt kommen wir noch zu der Gruppe der *halogenorganischen Verbindungen*. Diese sind als Konservierungsmittel oder als Farbstoffe in Kosmetikprodukten enthalten und ebenfalls sehr umstritten, da sie als allergieauslösend und eiweißverändernd gelten und somit auch zellschädigenden Einfluss haben. Auch können sie sich im Gewebe anreichern und dieses zersetzen. Sie gelten darüber hinaus als erbgutverändernd, wirken toxisch und können gefährliche Nitrosamine bilden. Dies sind stark krebserregende Substanzen.

Die wichtigsten Halogene namens Chlor, Iod, Fluor oder Brom erkennst du auf der INCI-Liste an den Begriffen mit den Wortbestandteilen „bromo", „chloro", „iodo" oder „fluoro".

Man findet sie ebenfalls als Konservierungsstoff in Reinigungsmitteln, feuchten Toilettentüchern oder Latexfarben.

Eine besonders problematische halogenorganische Verbindung ist *Triclosan*. Es wird als Desinfektions- und Konservierungsmittel eingesetzt, um bakterielles Wachstum einzudämmen und die Haltbarkeit verschiedener Produkte zu verlängern. Man findet es deshalb in unterschiedlichsten Zubereitungen wie zum Beispiel Cremes, Deos, Zahncremes, in Waschgelen und Lotionen. Enthalten ist Triclosan unter anderem in Teppichen, Toilettenpapier, Textilien mit antibakterieller Ausrüstung und sogar in Kinderspielzeug.

Als Desinfektionsmittel kommt Triclosan in Arztpraxen und Krankenhäusern zum Einsatz.

In unseren Körper gelangt, kann es die Leberfunktion beeinträchtigen, außerdem auch das Erbgut von Hefen schädigen. Häufig ist Triclosan mit Dioxinen verunreinigt, die sich im Körper anreichern können. Ferner kann sich Triclosan unter Lichteinfluss in Dioxine umwandeln. Einige Dioxine lösen schon in geringen Mengen Chlorakne aus, andere sind potenzielle Krebserreger. Triclosan kann in der Muttermilch nachgewiesen werden und steht im Verdacht, Antibiotikaresistenzen zu fördern. Die Umweltchemikalie Triclosan lagert sich, weil sie nur sehr schwer abbaubar ist, in Sedimenten von Flüssen und Fischen an. Triclosan wird Kosmetika als Konservierungsmittel in einer Dosierung von höchstens 0,3 Prozent zugesetzt, so kann es Allergien auslösen und unsere Hautflora beeinträchtigen. Höhere Konzentrationen von Triclosan kommen zu spezifischen Zwecken zum Einsatz, beispielsweise wird es in Deos eingesetzt, um das Bakterienwachstum auf der Haut einzudämmen und Schweißgeruch zu reduzieren. Da die Substanz in diesem Fall nicht als Konservierungsmittel eingesetzt wird, entfällt damit die festgelegte Konzentrationsbeschränkung.

Du wirst vermutlich erstaunt sein, wenn ich dir erzähle, dass ich Triclosan bei einer international tätigen Kosmetikfirma im Einsatz gefunden habe, die gerade mit ihrem besonderem Wissen über Kosmetika und auch mit der besonderen Verträglichkeit für ihre Produkte wirbt.

Leider konnte ich auch hier nach genauerer Betrachtung der Inhaltsstoffe nur enttäuscht feststellen, dass noch so stylisch designte Produkte diesen Fehlgriff nicht wettmachen können.

3. Farbstoffe aus der Chemie – nicht ungefährlich

Ähnlich wie mit den Konservierungsstoffen verhält es sich auch mit den Farbstoffen in Kosmetikprodukten. Besondere Beachtung müssen wir den Farbstoffen in Haarfärbemitteln schenken. Auch hier ist es keinesfalls so, dass die Haarfärbesubstanzen nur allein auf dem Haar verblieben. Farbstoffe dringen über die Kopfhaut oder über die Atmung in den Körper ein und lösen hierbei nicht selten Allergien aus. Einige Farbstoffe gelten als potenzielle Krebserreger, wie zum Beispiel die aromatischen Amine (Phenylendiamin [PDA] oder 2,5-Toluylendiamin [TDA]), die in den vielfältigsten Haarfärbemitteln eingesetzt werden. Aromatische oder auch aliphatische Amine können als Zerfallsprodukt auch in Lebensmitteln und Kosmetika enthalten sein, wie etwa das Anilin. Anilin kann sich im Zusammenhang mit sogenannten Azofarbstoffen als Reaktionsprodukt in Kosmetika bilden. Sehr giftig sind dabei vor allem die als stark krebserregend geltenden Nitrosamine, die sich auch aus in der Nahrung enthaltenen Nitriten und organischen Verbindungen im Magen entwickeln können. Diese wiederum können durch verunreinigte Rohstoffe in Kosmetika gelangen, aber, wie bereits beschrieben, auch durch halogenorganische Verbindungen in Kosmetika entstehen.

Laut einer Studie der Universität von Los Angeles wurde festgestellt, dass Frauen, die einmal im Monat Oxidationshaarfarben verwenden, ihr Risiko, an Blasenkrebs zu erkranken, verdoppeln, wobei natürlich dabei auch der Zeitraum, über den die Färbemittel angewendet wurden, eine wesentliche Rolle spielt. Friseure gehören dabei zur besonderen Risikogruppe. Durch den ständigen Kontakt mit den Haarfarben in der Praxis schätzt man das Risiko der Friseure, an Blasenkrebs zu erkranken, nach zehnjähriger Berufstätigkeit um das fünffach Höhere ein.

Nachdem bereits Vorsorgeuntersuchungen auf Blasenkrebserkrankungen bei Gynäkologen angeboten und auch schon Flyer mit

Hinweisen auf die Gefährlichkeit von Haarfärbemitteln verteilt werden, schätze ich persönlich das Thema als brisant ein. Zudem gilt Blasenkrebs bei Chemiearbeitern, die mit aromatischen Aminen zu tun haben, als Berufskrankheit.

Kurz erwähnen möchte ich an dieser Stelle noch den Stoff Resorcin. Ebenso in Haarfärbemitteln eingesetzt, kann er bei häufigerer Anwendung zu Allergien und möglicherweise auch Leber- und Nierenschäden führen.

Nicht nur in Haarfärbemitteln, sondern auch in Kosmetika, zum Beispiel in Lippenstiften und Lidschatten, sind bedenkliche Farbstoffe zu finden. Anilin ist ein Blut- und Nervengift und hat sich im Tierversuch als krebserregend erwiesen. Auch als Färbemittel für Leder bekannt, kann Anilin den roten Blutfarbstoff Hämoglobin zu Methämoglobin oxidieren und somit den Sauerstofftransport im Blut stark beeinträchtigen. Aufgenommen durch die Haut oder über die Atmung, kann es zu Vergiftungsfällen führen, die sich durch Kopfschmerzen, Schwindel, Bewusstseinsstörungen und Atemnot zeigen.

Nachgewiesen wurde dieser Farbstoff von Öko-Test auch schon in Lebensmitteln wie Chilipulver, Pasta und Saucen.

Immer wieder stellen wir fest, dass Umweltgifte überall auf uns lauern. Deshalb halte ich es auch für enorm wichtig, bewusst die Produkte auszuwählen, die wir uns tagtäglich zuführen, damit wir unseren Körper nicht überfordern und unsere Gesundheit erhalten. Dies gilt vor allem für Gegenstände und Produkte des täglichen Gebrauchs.

Leider nehmen die Verbände und Vereinigungen, die für den Verbraucherschutz zuständig sind, ihre Aufgaben nicht gründlich genug wahr, dass wir ihnen in jeder Beziehung Vertrauen schenken und uns auf die Ungefährlichkeit von Lebensmitteln und Kosmetikprodukten verlassen könnten. Nein, hier ist Selbstverantwortung gefragt und vor allem ein kritischer Blick auf alle Inhaltsstoffe und Produktbestandteile.

Natürliche Haarfärbemittel sind auf jeden Fall eine vernünftige Alternative. Einige Hersteller haben sich auf Haarfärbemittel spezialisiert, die die kritischen Bestandteile durch verträgliche ersetzt haben. Pflanzenhaarfarben allein pflegen das Haar, aber tönen nicht so intensiv.

4. Chemische contra natürliche Emulgatoren

Zu den chemischen Emulgatoren gehören zum Beispiel Polyethylenglycole oder PEGs, aber auch Laureth, Patheth, Ceteareth und andere Inhaltsstoffe mit der Endung -eth wie Sodium Laureth Sulfate.

Hier beschäftigen wir uns mit Substanzen, die deshalb kritisch zu betrachten sind, weil sie im Produkt vorhandene andere Substanzen in tiefere Hautschichten befördern können. Hierbei handelt es sich zum Beispiel um die sogenannten PEGs, Polyethylenglycole und deren Abkömmlinge. In Kosmetika wie Cremes oder Lotionen als Emulgatoren eingesetzt, sorgen sie dafür, dass sich im Produkt Fette mit Wasser verbinden. Ebenso findet man sie als Tenside in Shampoos, Schaumbädern, Haarspray oder Zahnpasta.

PEGs und PEG-Derivate können mit Stoffen wie Dioxan oder nicht umgesetztem Ethylenoxid, die als krebserregend gelten, verunreinigt sein.

Aus naturkosmetischer Sicht existieren hierzu echte Alternativen, denn gute Tenside oder Emulgatoren lassen sich auch aus Fettalkoholen, -säuren und Zucker herstellen.

Durch PEGs provozierte Allergien und andere unerwünschte Reaktionen können so auf jeden Fall vermieden werden.

In einem naturkosmetischen Produkt findest du zum Beispiel einen Emulgator wie Sojalecithin. Es ist zum einen verträglich, zum anderen brauchst du vor weiteren Substanzen, die in tiefere Hautschichten diffundieren, keine Angst haben, denn die meisten Inhaltsstoffe eines solchen Produktes könnten auch auf deinem täglichen Speiseplan stehen. Dies bedeutet, dass dein Körper die zugeführten Stoffe verarbeiten kann, da ihm die chemische Struktur bekannt ist.

5. Phthalate

Nebenwirkungen, die durch *Phthalate* – sogenannte Weichmacher – entstehen, sind absolut überflüssig. Bekannt sind dir diese Stoffe vielleicht schon aus den Medien, da sie unter anderem auch in Farben, Bodenbelägen, Textilien, Haarsprays, Nagellack, Parfüms und sogar in Kinderspielzeug und vor allem in Getränkeflaschen aus Plastik eingesetzt werden.

Phthalate stehen nicht nur im Verdacht, Leber, Nieren und Fortpflanzungsorgane zu schädigen, auch ihre hormonelle Wirksamkeit ist mit Vorsicht zu betrachten.

Seit einigen Jahrzehnten beobachtet man in diesem Zusammenhang einen Rückgang der Spermienzahlen und damit eine rückläufige Fruchtbarkeit von Männern. Auch eine Zunahme von Missbildungen der männlichen Geschlechtsorgane und die Entstehung von Hodenkrebs werden mit der zunehmenden Phthalatbelastung diskutiert.

Jetzt fragst du dich, was Phthalate mit Kosmetikprodukten zu tun haben. So ging es mir anfänglich auch. Nun, Phthalate werden in der konventionell hergestellten Kosmetik zum Teil eingesetzt zur Vergällung von Alkohol, vielmehr Trinkalkohol, um die teure Alkoholsteuer zu umgehen. Das heißt, eigentlich genießbarem Alkohol (Ethanol) als Bestandteil von Kosmetika wird zum Beispiel ein bestimmter Prozentsatz von DEP (Diethylphthalat) zugesetzt, damit der Alkohol nicht mehr genießbar ist und somit die Steuerabgabe entfällt.

So sparen die Hersteller zwar Branntweinsteuer, dem Verbraucher wird dadurch allerdings nichts erspart. Er hat dann die schädlichen Begleitstoffe zuerst im Produkt, danach im Körper. Denke doch auch in diesem Fall darüber nach, ob der Preis eines so hergestellten Luxusproduktes gerechtfertigt ist. Meiner Meinung nach nicht!

Meiden kannst du auf jeden Fall die Produkte, die auf der INCI-Liste den Inhaltsstoff „Alcohol denat." ausweisen, was nichts anderes bedeutet als denaturierter oder vergällter Alkohol.

Dass Phtalate in der Naturkosmetik nicht eingesetzt werden und deshalb auch keiner Ersatzstoffe bedürfen, ist die logische Folgerung aus der Tatsache, dass der Alkohol nur aus dem Grund vergällt wird, um Herstellungskosten zu sparen.

6. Synthetische Duftstoffe contra natürliche Beduftung

Ist es dir auch schon mal so ergangen, dass du einen schönen Abend zu zweit verbringen wolltest, dich in tolle Klamotten geworfen hast ... blöde Frage, natürlich! Dann hast du noch ein bezauberndes Make-up aufgelegt, und zum Schluss sollte noch ein Hauch von Parfüm den ganzen Zauber unterstreichen. Doch dann kamen die Kopfschmerzen ... und der Zauber des Abends war dahin. Schuld daran sind die häufig eingesetzten synthetischen Duftstoffe in Parfüms, die manchmal aus einigen hundert unterschiedlichen Bestandteilen zusammengesetzt sind und die nicht erst einzeln in der INCI-Liste aufgeführt werden müssen. Das Reizvolle für die Hersteller ist dabei, dass sie auf ein Repertoire von mehreren tausend synthetischen Duftstoffen zurückgreifen können. Als Nebenwirkungen treten nicht nur die oben genannten Kopfschmerzen, sondern auch allergische Reaktionen, Hautreizungen, Schwindel, Übelkeit und Hyperpigmentierungen der Haut auf.

Natürliche Parfüms sind von synthetischen durch den Einsatz von ätherischen Ölen zu unterscheiden. Dabei werden natürliche Duftstoffe laut INCI-Liste als natürliches Aroma, synthetische häufig nur als Parfüm oder Fragrance ausgelobt.

Bei den synthetischen Verbindungen bedürfen gerade die sogenannten Moschus-Verbindungen besonderer Beachtung.

Die Pheromone im Moschus sind dafür bekannt, dass sie die weiblichen Artgenossen anziehen. Diese Anziehungskraft machen sich die Parfümeure für ihre Kreationen zunutze. Deshalb ist das ursprünglich tierische Sekret des Moschushirsches sehr begehrt und heute fast nicht mehr erschwinglich, denn diese Tiere sind mittlerweile vom Aussterben bedroht.

So werden nun ähnliche Stoffe auf synthetischem Wege produziert. Man unterscheidet dabei die Nitro-Moschusverbindungen und die polyzyklischen Moschusverbindungen.

Die Nitro-Moschusverbindungen stehen unter Verdacht, sich im menschlichen Fettgewebe und in der Muttermilch und sogar in Gewässern, Tieren und Fischen anzureichern.

Einige der Moschusverbindungen gelten als erbgutschädigend und im Tierversuch krebserregend. Unter der Überschrift „Duft rechtfertigt kein Risiko" heißt es im Artikel zur großen Öko-Test-Kosmetikliste im Jahr 2004:

„Unserer Meinung nach dürften polyzyklische Moschus-Verbindungen angesichts der wissenschaftlichen Erkenntnisse überhaupt nicht eingesetzt werden – schon gar nicht in Kosmetika, da sie über die Haut und vermutlich auch über die Lunge vom Körper aufgenommen werden. Moschus-Verbindungen sollen den Produkten einen scheinbar angenehmen Duft verleihen und haben keinerlei Nutzen, der es rechtfertigt, ein Risiko einzugehen – weder für die Gesundheit noch für die Umwelt. Und in Kauf zu nehmen, dass Nitro- und polyzyklische Moschusverbindungen über die

Muttermilch in den kindlichen Organismus gelangen, ist geradezu fahrlässig.

In einer Stellungnahme des Umweltbundesamtes heißt es:

‚Von Duftstoffen, gleich welcher Herkunft, ist zu fordern, dass sie unter gesundheitlichen und Umweltschutzaspekten unbedenklich sind. Dies bedeutet auch, dass sie ausreichend toxikologisch untersucht sind, in der Umwelt gut abgebaut werden und sich nicht in Organismen anreichern.'

Solange Nitro- und polyzyklische Moschus-Verbindungen in Kosmetika erlaubt bleiben und nicht einmal deklariert werden müssen, können sich Verbraucher vor möglichen gesundheitlichen Schäden nur schützen, indem sie parfümfreie Produkte oder kontrollierte Naturkosmetika kaufen." (Die große Kosmetikliste Nr. 01, Öko-Test, 15.11.2004, S. 44.)

Auch hier bietet die Natur wunderbare Alternativen. Es ist dabei nur wichtig, sich erst einmal wieder an Naturdüfte zu gewöhnen, da wir ja ständig mit synthetischen Duftstoffen überflutet werden. Es verhält sich dabei wie bei der Zubereitung eines schönen Essens. Man muss sich manches Mal erst wieder an den Geschmack von frischen Kräutern und Gewürzen gewöhnen. Doch sowie das geschehen ist, mag man keine Gerichte mehr essen, die künstliches Aroma oder Natriumglutamat enthalten.

Ähnlich problematisch wie die synthetischen Parfüms sind Deodorants. Denn die Funktionsweise der herkömmlichen Deos basiert auf dem Zusatz von sogenannten Aluminiumsalzen. Auf der INCI-Liste als Aluminium-Chloride, Aluminium-Chlorohydrate etc. deklariert, wirken diese Aluminiumsalze adstringierend (porenverengend), schweißhemmend, desodorierend und desinfizierend. Das heißt, die Poren werden so weit verschlossen, dass kein Schweiß mehr auf die Hautoberfläche austreten kann. Doch dieser Schuss kann auch nach hinten losgehen, denn das Unterbinden des Schwitzens führt konsequenterweise auch dazu, dass der Körper Schlackenstoffe schlechter loswerden kann, was zur Ansammlung von Schlacken und Giftstoffen im Gewebe und in den Lymphknoten führt. So wiederum wird die Achselhöhle vermehrt Angriffspunkt für Entzündungen durch Viren, Bakterien und Pilze, weshalb dann solchen Deos in der Regel noch antimikrobielle Begleitstoffe wie etwa das vorher erwähnte Triclosan oder Triclocarban zugesetzt werden.

Die Wirkungen und Nebenwirkungen von Triclosan habe ich bereits oben beschrieben.

Die Harnstoffchemikalie Triclocarban ist in der Lage, in Chloraniline zu zerfallen, und hat (wie auch Nitrosamine*) erhebliches giftiges Potenzial.

Auch hier sind die Naturkosmetikhersteller in der Vergangenheit aktiv gewesen und haben zuverlässige und auch sehr wohlriechende Alternativen geschaffen.

*Zur Gruppe der Nitrosamine gehören sehr problematisch zu bewertende Stoffe, da sie als krebserregend gelten. Nitrosamine entstehen zum Beispiel, wenn unterschiedliche Stoffe miteinander kombiniert werden und zusammen reagieren. Geschehen kann dies durch Verunreinigungen in Kosmetika.

Nitrosamine können ebenso entstehen, wenn Amine, die in fast allen Lebensmitteln vorkommen, mit Nitrit reagieren. Nitrit ist ebenso ein Bestandteil von Pökelsalz, das eingesetzt wird zur Konservierung von Wurst- und Fleischwaren. Dies ist auch der Grund, warum man Gepökeltes nicht zum Überbacken, Grillen und Braten hernehmen sollte.

7. Lichtschutz

Lichtschutz ist heutzutage ein sehr aktuelles Thema. Dermatologen warnen wegen des Hautkrebsrisikos vor Sonnenbädern, Solarien etc. All dies war in meiner Generation noch selbstverständlich. Ein Urlaub, aus dem man nicht braun zurückkam, war kein Urlaub. Damals tummelte man sich den ganzen Tag am Strand, und um auch wirklich genug Bräune abzubekommen, bediente man sich zusätzlich diverser Hilfsmittel, wie beispielsweise reflektierender Luftmatratzen, Nussöl etc.

Doch dafür mussten und müssen wir alle büßen, die Sonne verlangt dafür ihren Preis. Pigmentstörungen, Falten und im schlimmsten Fall Hautkrebs sind die Folgen des allzu exzessiven Sonnenbadens.

Die Kosmetikindustrie hat sich zu diesem Thema einiges einfallen lassen. Nachdem die Empfehlung vieler Dermatologen zum Lichtschutz bei einem Lichtschutzfaktor von 50 täglich und darüber liegt, was mit einem mineralischen Filter allein nicht erreicht werden kann, zauberte man in den Laboren allerlei *chemische Lichtschutzfilter.*

Doch auch die Chemie verlangt hier wieder ihr Tribut, denn einige dieser Filter stehen im Verdacht, hormonähnliche Wirkung zu entfalten, außerdem entstehen durch das Absorbieren von UV-Licht Zerfallsprodukte des Lichtschutzfilters oder Reaktionen mit Nachbarmolekülen. Während bei Frauen der Zusammenhang zwischen Hormonen und der Entstehung von Brustkrebs und Unterleibskrebs diskutiert wird, besteht bei Männern der Anlass zur Vermutung, dass durch Umweltfaktoren solcher Art Veränderungen der hormonellen Situation und somit Erkrankungen entstehen.

Zum besseren Verständnis möchte ich Folgendes zum Lichtschutzfaktor eines Sonnenschutzmittels erklären. Dieser gibt an, um wie viel Zeit man sich länger an der Sonne aufhalten kann, bis sich ein Sonnenbrand zeigt. In der Regel geht man davon aus, dass man sich etwa 20 Minuten der Sonnenbestrahlung aussetzen kann, bis die Haut rot wird. Wenn ein Produkt den Lichtschutzfaktor 10 enthält, bedeutet dies, dass man sich zehnmal länger der Sonnenbestrahlung aussetzen kann, in diesem Fall also drei Stunden, 20 Minuten.

Da aber die Empfehlungen für die Höhe des Lichtschutzfaktors zum Teil bei Faktoren über 30, 40 oder 50 liegen, müssen die Produkte mit sehr hohen Anteilen an unterschiedlichsten Lichtschutzfaktoren, Emulgatoren, Silikonölen, Konservierungsmitteln und Duftstoffen ausgestattet werden.

Die Wirkungsweise der chemischen Lichtschutzfilter beruht darauf, dass sie in die Haut eindringen und dort die energiereiche UV-Strahlung aufnehmen, damit diese dann in die weniger problematische Wärmestrahlung umgewandelt werden kann.

Diese chemischen Lichtschutzfilter haben aber ein enorm allergisches Potenzial, was du vielleicht schon am eigenen Leibe zu spüren bekommen hat. Außerdem stehen sie im Verdacht, zellschädigend und auch hormonell zu wirken. Starke Hautreaktionen wie Quaddelbildung sind keine Seltenheit, was an dem allergischen Potenzial oder an den phototoxischen Reaktionen liegen kann, die durch die chemischen UV-Filter ausgelöst werden können.

Dabei sind UV-Filter nicht nur in Sonnenschutzcremes zu finden, sondern auch in allen möglichen anderen Produkten, um deren Farbe vor UV-Strahlung zu schützen.

Zum Beispiel sind sie in Wolle, Shampoos, Haarkuren, Lotionen und Cremes, Lippenstiften, Nagellack, Parfüms, Selbstbräunern und Deos enthalten.

Bis zu 30 Prozent eines Lichtschutzmittels können aus Lichtschutzfaktoren bestehen. Die meistverwendeten Lichtschutzfilter sind Benzophenone-4, Isoamyl Methoxycinnamate, Isopropyl Dibenzoylmethane, Ethylhexyl Methoxycinnamate und Octocrylene.

Oft sind mineralische und chemische Lichtschutzfilter in Produkten kombiniert. Ich persönlich ziehe aus Verträglichkeitsgründen die mineralischen vor.

Denn wenn man weiß, dass mit einem Lichtschutzfaktor von 12 schon nahezu 90 Prozent der Sonnenstrahlen herausgefiltert sind, fragt man sich nach dem Sinn der allzu hohen chemischen Produktbelastungen. Einer allzu hohen Belastung der Lichtschutzpräparate mit einem Sammelsurium an chemischen Zusätzen steht hier also ein vernünftiger Umgang mit der Sonne gegenüber, zumindest wenn man seinen Körper nicht dauerhaft diesen chemischen Einflüssen aussetzen will.

Eine gute Alternative stellen hier die mineralischen Lichtschutzfilter dar wie zum Beispiel Zinkoxid oder Titanoxid. Beide dringen nicht in die Haut ein und machen sich durch eine leichte Weißfärbung der Haut bemerkbar. Sie sind mengenmäßig in ihrem Einsatz nicht beschränkt und gelten als äußerst hautverträglich, was sie auch im Einsatz für Naturprodukte attraktiv macht. Allerdings ist diese weißliche Verfärbung der Haut oft nicht gern gesehen, weshalb manch ein Verbraucher dann umso lieber zur chemischen Alternative greift. Die Naturkosmetikhersteller haben auch hier sehr gute Rezepturen erarbeitet, sodass es für jedermann eine passende Lösung geben sollte.

2002 sorgten die Forschungsergebnisse eines Zürcher Teams über Sonnenschutzmittel für beträchtliche Unruhe in der Industrie, wie folgende Auszüge aus dem Artikel *Schutz mit ungewissen Folgen* aus dem Schweizer Tagesanzeiger eindrucksvoll dokumentieren:

„‚Ich bin besorgt', sagt Margret Schlumpf, Umwelttoxikologin an der Universität Zürich: ‚Es werden immer neue Substanzen hergestellt, und wir wissen nicht, welche langfristigen Wirkungen diese Stoffe haben.'

Ein Beispiel sind UV-Filter in Sonnenschutzmitteln. Vor einem Jahr schreckte ihr Team Konsumenten und Industrie mit der Erkenntnis auf, dass manche UV-Filter wie Hormone wirken können. Die Hersteller der betreffenden Stoffe sahen ihr lukratives Geschäft bedroht und wehrten sich mit allen Mitteln gegen die brisanten Forschungsresultate – vorerst mit Erfolg. Doch nun warten die Wissenschaftler mit neuen, beängstigenden Befunden auf.

[...] Im Laborversuch beschleunigten fünf der sechs UV-Filter das Wachstum menschlicher Brustkrebszellen. Im Tierversuch zeigten junge Rattenweibchen bei drei der Teststoffe ein deutliches Wachstum der Gebärmutter – eine Wirkung, wie sie sonst das weibliche Geschlechtshormon Östrogen auslöst."

Die von diesen Ergebnissen ausgelöste Sorge, die kurzfristig sogar dazu führte, dass in Dänemark die betreffenden Produkte aus dem Verkauf genommen wurden, hielt jedoch nicht lange vor:

„Die Industrie sorgte dafür, dass die unangenehmen Forschungsresultate so schnell wie möglich aus dem Gedächtnis der Konsumenten verschwanden. Kein Wunder, denn auf jährlich 200 Millionen Dollar beläuft sich der Verkauf aktiver Bestandteile von Sonnencremes in Europa und den USA, wie das Fachmagazin ‚Chemical and Engineering News' angibt. Experten rechnen zudem mit einem Wachstum von vier Prozent pro Jahr bis 2006. UV-Filter werden immer häufiger nicht nur in Sonnenschutzprodukten verwendet, sondern auch in vielen normalen Tagescremes, Antifaltenprodukten, Lippenstiften, Haarsprays, Bodylotions oder sogar in Schaumbädern, nicht nur zum Wohl der Haut, sondern auch zum Produkteschutz."

Das deutsche Chemieunternehmen BASF, das laut Sprecher Hartmut Unger die Ergebnisse von Frau Schlumpfs Gruppe „sehr ernst genommen" habe, habe „umgehend eigene Studien in Auftrag gegeben"; diese allerdings hätten „die Befunde des Zürcher Teams in keinem Fall bestätigt." Im Folgenden wurde Schlumpfs Arbeit heftig kritisiert:

„Ein wissenschaftliches Beratergremium der Europäischen Kommission bemängelte das Vorgehen der ausgewiesenen Wissenschaftlerin. Um die Wirkung bestimmter UV-Filter zu untersuchen, hatte das Zürcher Team unter anderem junge Rattenweibchen vorsichtig in warmes Olivenöl getaucht, dem es zuvor die zu testende Substanz beigemischt hatte. ‚Jungtiere in Olivenöl tauchen ist keine Standardprozedur', schrieb das EU-Beratergremium in einem Bericht. Es bemängelte zudem die Auswahl der Rattenart, die Fütterungstechnik und das Versuchsprotokoll.

Die Umwelttoxikologin wies die Vorwürfe zurück und deckte ihrerseits Mängel an den Untersuchungen auf, die von der Industrie in Auftrag gegeben wurden. So verglichen die Autoren dieser Studien UV-Filter und ihre mögliche hormonaktive Wirkung mit sogenannten Phytoöstrogenen, die beispielsweise in Sojaprodukten vorkommen. ‚Dieser Vergleich ist wissenschaftlich nicht haltbar', sagt Margret Schlumpf: ‚Denn jede hormonaktive Substanz ist wieder anders, und ihre Langzeitwirkung kann völlig unterschiedlich sein.'"

Gleichwohl stellten sich die Behörden „auf die Seite der Industrie", und „Maßnahmen wurden nicht ergriffen". Margret Schlumpf wurde stark unter Druck gesetzt und zu einem Kongress in den USA sogar kurzfristig wieder ausgeladen, da eine öffentliche Diskussion ihrer Forschung offenkundig als „kontraproduktiv" angesehen wurde.

„Doch das Stillschweigen könnte sich jetzt als ‚Ruhe vor dem Sturm' erweisen. Denn die Mai-Nummer der Zeitschrift ‚Environmental Health Perspectives' wartet mit einer unangenehmen Erkenntnis auf: Neue Tests mit dem UV-Filter namens 4-MBC in Großbritannien bestätigen die Resultate des Zürcher Teams. Junge Rattenweibchen, denen die Forscher die Testsubstanz verfütterten oder unter die Haut spritzten, bekamen eine größere Gebärmutter als Vergleichstiere. [...] Schon vor ihrer Veröffentlichung sorgen die Resultate [...] bei anderen Chemiefirmen für erneute Betriebsamkeit, zum Beispiel beim deutschen Unternehmen Merck, einem der Hersteller von 4-MBC: [...] Sollten weitere Versuche ein Gefahrenpotenzial ausmachen, würde Merck die betroffene Substanz ‚im Extremfall' vom Markt nehmen, meint Hartmut Vennen."

Während die Firma behauptete, inzwischen die Rechte für eine neue Generation von Sonnenfiltern erworben zu haben, bei denen die Haut durch Mikroverkapselung der Wirkstoffe geschützt bleibe, setzten Schlumpf und ihr Team ihre Untersuchungen fort und fanden vor allem über die langfristige Wirkung von UV-Filtern Beunruhigendes heraus:

„Ratten, deren Eltern 4-MBC erhalten hatten, waren leichter und hatten eine kleinere Thymusdrüse als eine Vergleichsgruppe. Bei Männchen der zweiten Generation setzte die Pubertät später ein, und die Geschlechtsorgane zeigten ähnliche Veränderungen wie bei Nachkommen von Ratten, deren Hormonsystem gestört worden war. ‚Die langfristigen Auswirkungen machen Angst', sagt die Umwelttoxikologin. [...]

Trotz der bedenklichen Forschungsresultate fordert die Expertin nicht, auf Sonnenschutzmittel zu verzichten. Denn schließlich sollen die UV-Filter in erster Linie vor Hautkrebs schützen, der durch die schädliche UV-Strahlung ausgelöst werden kann.

Deshalb gilt es, die verschiedenen Risiken gegeneinander abzuwägen. Selbst setzt sich Margret Schlumpf nicht direkt an die brütende Sonne oder verwendet sogenannte ‚Sunblockers', Produkte, die an Stelle von organischen UV-Filtern anorganische Mikropigmente aus Titan- oder Zinkoxid enthalten." (Barbara Vonarburg, Tagesanzeiger; 23.04.2002, S. 42.)

Ich kann mich der Meinung von Margret Schlumpf nur anschließen. Mit Lichtschutzfiltern auf mineralischer Basis liegt man, was die Verträglichkeit betrifft, nicht nur auf der sicheren Seite, man spart sich auch die Einwirkzeit, denn Sonnenschutzmittel auf mineralischer Basis sind sofort einsatzfähig. Mineralischer Lichtschutz ist übrigens bis zu einem Lichtschutzfaktor 50 erhältlich.

Dennoch sollte man auch hierbei bedenken, dass ein Lichtschutzfaktor von 50, der von manchen Dermatologen zur täglichen Anwendung empfohlen wird, zu einem anderen Extrem führt: Vitamin-D-Mangel und Osteoporose oder Osteomalazie. Der Konsens läge hier wirklich bei einem vernünftigen Einsatz der Lichtschutzmittel, z. B. Lichtschutz 50 im Urlaub, Lichtschutz 15-30 bei längerem Aufenthalt im Garten und kein Lichtschutz im Büro.

Ein anderes aktuelles Thema sind die Präparate zum Bleichen der Haut, denn die Sonnenstrahlung beschäftigt viele von uns heute nicht nur wegen des Krebsrisikos über alle Maßen, sondern auch wegen der durch ihr verursachten Pigmentstörungen – wobei diese oft nicht durch die Sonnenbestrahlung allein, sondern im Zusammenhang mit Parfümstoffen oder Verletzungen auf der Haut entstehen. Aber auch die Einnahme von Hormonen wie zum Beispiel der Pille kann zusammen mit Sonneneinstrahlung Pigmentstörungen verursachen. Doch ebenso wie die chemischen Lichtschutzfilter sind die eingesetzten Inhaltsstoffe zum Bleichen der Haut als bedenklich einzustufen.

Eingesetzt werden dabei die Stoffe Hydrochinon und Kojisäure, und zwar in speziellen Kosmetikprodukten, die in der Apotheke erhältlich sind, sowie auch in speziell durch *Dermatologen* durchgeführten Peelings zum Bleichen der Haut.

Laut dem Ratgeber *Kosmetik-Inhaltsstoffe* von Pfyl/Knieriemen wird Hydrochinon von der Deutschen Senatskommission zur Bewertung gesundheitsschädlicher Arbeitsstoffe als begründet krebserregend eingestuft.

Dennoch ist Hydrochinon nach INCI in Bleichmitteln weiterhin zugelassen.

Nachdem ich dich nun mit allen Informationen über mögliche Schadstoffe und deren Wirkung in Kosmetika konfrontiert habe, wirst du dich nun mit Sicherheit fragen, was du denn nun zur täglichen Pflege verwenden sollst. Nun, hierzu werde ich dir später noch einige Ratschläge geben, doch nun möchte ich vorab noch mit einigen Fehlinformationen über Wunderwirkstoffe in Kosmetikprodukten aufräumen!

Kapitel 4:

Was ist dran an den Wunderwirkstoffen?

1. Sauerstoffkosmetik

Schauen wir uns doch zunächst einmal die vielgepriesene Sauerstoffkosmetik an. Sauerstoff ist nicht nur in Kosmetika ein aktuelles Thema, denn wir finden zum Beispiel Getränke, die mit Sauerstoff angereichert wurden, oder spezielle Therapien mit Sauerstoff. Die Kosmetikindustrie greift solche Trends ja gerne auf und nutzt sie aus. Doch ist es sinnvoll, Kosmetikprodukte mit Sauerstoff anzureichern? Angeblich versorgen solche Produkte die Haut besser mit Sauerstoff und lassen diese deshalb gesünder und vitaler aussehen.

Dies bedeutete allerdings, dass vorher ein Sauerstoffmangel bestanden haben muss, was außer in medizinischen Not- und Ausnahmefällen kaum möglich ist.

In einem Artikel aus dem KI-Magazin 7/98 aus dem Bereich Forschung und Entwicklung wurde von Prof. med. Rolf Zander vom Institut für Physiologie und Pathophysiologie der Universität Mainz eindeutig dargelegt, dass die sogenannte Sauerstoffkosmetik nichts bringt, da es einen Sauerstoffmangel der Haut, außer unter seltenen medizinischen Bedingungen, so gut wie nie gibt.

Was wiederum bedeute, dass ein Kosmetikprodukt mit dem Wirkstoff Sauerstoff nicht nur nichts nütze, sondern sich im Gegenteil in den letzten Jahrzehnten Hunderte von Veröffentlichungen mit den giftigen Nebenwirkungen von O^2 beschäftigt hätten. Ebenso konnte nach Prof. Zander für jedes Organ nachgewiesen werden, dass direkt nach Zufuhr von 100 Prozent O^2 über die Lunge die Organdurchblutung um 10 bis 15 Prozent abnimmt (so, als wollten sich die Organe vor dem „Oxidationsmittel O^2" schützen). (Vgl. Rolf Zander, Prof. Dr., KI-Magazin, Forschung und Entwicklung; Kosmetik International Verlag GmbH, 7/1998; zitiert nach Dr. Baumann Kosmetik, Bestandteil eines Rundschreibens.)

Das Geheimnis um den ersten Mythos wäre somit schon einmal gelüftet. Doch es gibt auch noch andere Inhaltsstoffe und Verfahren, deren Wirkungsweise eher als zweifelhaft einzustufen ist.

2. Liposomen und andere Verfahren zum Einschleusen von Wirkstoffen

Liposomen sind winzig kleine Hohlkügelchen, die in unterschiedlichen Größen hergestellt werden können. In diesen Kügelchen können Wirkstoffe wie zum Beispiel Vitamine in die tieferen Hautschichten transportiert werden, was ihren Einsatz in Kosmetikprodukten für die Kosmetikhersteller interessant macht. Doch dieses Potenzial der Hohlraumkügelchen hat auch seine Tücken, denn mit den Liposomen selbst werden auch die Begleitstoffe eines Kosmetikproduktes tiefer in die Haut miteingeschleust. Nachdem die Hersteller konventioneller Kosmetik – wie du ja nun weißt – in ihrem Einsatz an Konservierungsstoffen, Emulgatoren etc. nicht gerade kleinlich sind, sind wir natürlich sehr darüber erfreut, wenn gerade diese bedenklichen Substanzen in noch tiefere Hautschichten gelangen.

Fazit ist, dass Kosmetikhersteller sehr darauf achten müssen, dass der Wirkstoff und das Produkt, in dem die Liposomen eingesetzt werden, ein natürliches Produkt ist, das in seinem Einsatz keine Gefahr für unseren Körper darstellt.

Aber auch die Pflegemittel, die wir vorher oder gleichzeitig anwenden, wie zum Beispiel Reinigungsmilch, Gesichtswasser oder Augencreme, sollten unbedingt frei von Schadstoffen sein.

Ich persönlich konnte bei der längerfristigen Anwendung einiger stark liposomenhaltiger Produkte die Entstehung von Papeln (kleinen roten Knötchen) auf der Haut feststellen, die sich bei vielen Menschen als Abwehrreaktion bemerkbar machen.

Zurückzuführen ist diese Erscheinung mit hoher Wahrscheinlichkeit auf den vorher beschriebenen Fahrstuhleffekt, der eben auch unerwünschte Begleitstoffe und Umweltgifte mit in die Haut hineinschleust.

Einige Verfahren zur Verjüngung der Haut in der Kosmetik arbeiten mit ähnlichem Mechanismus – zum Beispiel solche, die mithilfe von Strom oder Ultraschall Wirkstoffe wie Hyaluronsäure oder Silicium in die Haut einschleusen sollen, genannt Iontophorese, Mesotherapie und Ultraschall. Zumindest ist auch bei der Anwendung dieser Verfahren äußerste Sorgfalt geboten, denn sie zeigen die gleiche Nebenwirkung im Großen wie die Liposomen im Kleinen. Grundsätzlich ist der Grundgedanke nicht falsch, dass die Haut mit einer besseren Versorgung an Vitalstoffen natürlich besser aussehen kann.

Allerdings ist mir bei der genauen Betrachtung der Zusammensetzung dieser Produkte aufgefallen, dass auch hier die speziell zum Einschleusen vorgesehenen Substanzen meist Begleitstoffe wie Parabene oder andere Konservierungsstoffe enthalten.

So kann ich diese Verfahren leider nicht befürworten, da sie eben auch unterschiedliche Risiken bergen.

Selbst wenn bei der Auswahl der Wirkstoffe auf höchste Qualität und Reinlichkeit geachtet wird, ist das Risiko sehr hoch, dass das Immunsystem der Haut stark überfordert wird. Die Auswahl der eingesetzten Stoffe setzt ein sehr hohes Wissen und große Fachkenntnis über die Beschaffenheit der Haut voraus, um hier nicht eher einen Umkehreffekt zu erzielen.

Und es ist zu bedenken, dass die Haut auch noch einige Zeit nach den Einschleusungsvorgängen durchlässiger bleibt. Auch Umweltschadstoffe von außen haben also leichter Zugang zu unserer Haut und damit in unseren Körper.

Ein vergleichbarer Fahrstuhleffekt wird durch ätherische Öle erzielt, da diese die Eigenschaft besitzen, sehr leicht durch die Haut diffundieren zu können. Häufig werden diese auch in konventionellen Kosmetikprodukten zusammen mit chemischen Begleitstoffen verbunden. Deshalb muss man den konventionellen Herstellern in solchen Fällen das Vorgehen als nahezu *kriminelle* Vorgehensweise ankreiden. Irreführenderweise werden die so kontaminierten Produkte manches Mal auch noch als Phytoprodukte (Pflanzenprodukte) bezeichnet.

3. Fruchtsäureanwendungen – nur für professionelle Hände

Ein interessantes Thema sind auch die immer wieder für Diskussionen sorgenden Fruchtsäurebehandlungen. Fruchtsäure und Fruchtsäurebehandlungen sind bei vorsichtiger und vor allem kurzfristiger Anwendung eine Möglichkeit, pubertäre Akne und starke Hyperkeratosen (Verhornungsstörungen der Haut) zu behandeln, aber sie gehören nicht in die Hände von Laien, sondern in erfahrene Hände, die Anwendungen sollten also erfahrenen Hautärzten oder erfahrenen Kosmetikerinnen überlassen bleiben. Doch selbst hier machen Kunden oder Patienten immer wieder Erfahrungen mit negativen Auswirkungen, die aus dem unsensiblen Umgang mit starken und hochprozentigen Fruchtsäuren resultieren.

Die Fruchtsäuren wirken zum einen hautverdünnend, denn sie lösen immer wieder durch chemische Vorgänge (Verätzung) die obersten Hautschichten ab, was die Haut sehr empfindlich gegenüber der

Sonneneinstrahlung werden lässt. Deshalb ist unbedingt auf den umsichtigen Umgang mit der Sonne zu achten, da sonst durch die Sonneneinstrahlung bedingt Pigmentstörungen und Flecken auftreten können.

Zum anderen verliert die Haut durch die Anwendung von Fruchtsäuren vermehrt Feuchtigkeit, was bei manchen Menschen sogar einen unerwünschten Alterungsprozess mit sich bringen kann. Viele Kosmetikfirmen setzen Fruchtsäuren als Anti-Aging-Mittel ein, da diese auch die Basalzellschicht zur Zellneuproduktion anregen. Als Dauerpflege würde ich Fruchtsäurecremes keinesfalls einsetzen, da es sich hierbei um einen ständigen und massiven Eingriff in den Hydrolipidfilm und die Erneuerungsprozesse der Haut handelt, der gleichzeitig unsere natürliche Hautflora schädigt. Ein ständiges Einwirken von Säure auf den Hydrolipidfilm macht sich negativ durch Feuchtigkeitsverlust und verfrühten Alterungsprozess der Haut bemerkbar. Auch die Entstehung der Rosacea, einer akneähnlichen Hauterkrankung, wird im Zusammenhang mit der häufigen Anwendung von Fruchtsäurepeelings diskutiert. Deshalb ist sowohl auf einen vorsichtigen und mäßigen Einsatz als auch auf die Art der Säuren selbst zu achten. So ist etwa Milchsäure als Peeling wesentlich besser verträglich als die generell als Fruchtsäurepeeling eingesetzte Glycolsäure in hochprozentiger Form.

4. Kollagen

Kollagen ist ein Zusatz in Kosmetikprodukten, der uns früher häufiger begegnet ist. Aber auch heute benutzen manche Hersteller noch diesen Wirkstoff, was allerdings sehr verwunderlich ist. Kollagen ist natürlicher Bestandteil des Bindegewebes der Haut und verantwortlich für die Speicherung von Feuchtigkeit sowie für die Zugfestigkeit der Haut.

Kollagen wurde früher von getöteten Tieren gewonnen, und es wird manchen Cremes zugesetzt, um die Haut zu glätten. Es legt sich auf die Haut auf und speichert dort die Feuchtigkeit aus den Kosmetikprodukten, was sich als vorübergehende Aufpolsterung der Haut bemerkbar macht. Das Versprechen einiger Hersteller, dass es in tiefere Hautschichten eindringen könne, kann Kollagen allerdings nicht einlösen, da die Molekülgröße dieses Eiweißes dafür viel zu groß ist. Da unsere Haut für den Wirkstoff unpassierbar bleibt, geht der glättende Effekt nach Absetzen des Produktes sofort wieder verloren.

5. Die Glitzerwelt der Luxuszutaten

Für absolute Verschwendung halte ich den Einsatz von Luxuszutaten wie Kaviar, Champagner etc. Solche Art Zutaten werden eher zur Irreführung des Verbrauchers eingesetzt, denn wer für seine Cremes 300 Euro oder mehr verlangen will, muss schon einiges dafür bieten ... mit welcher Berechtigung will man sonst solche horrende Summen vom Konsumenten verlangen? Gefüllt werden in jedem Fall die Kassen der Produzenten und Parfümerien – ob das allerdings zur Verbesserung der Beschaffenheit unserer Haut beiträgt, wage ich zu bezweifeln. Wogegen sich der Einsatz von pflanzlichen Bestandteilen bereits mehrfach bewährt hat, denn Feuchtigkeitslieferanten wie Aloe vera, essenzielle Öle oder Vitamine finden wir vor allem im pflanzlichen Bereich. Und wenn du schon die Taschen von anderen Leuten füllst, dann sollst du auch etwas davon haben. Genieße dein Glas Schampus und lass es dir schmecken!

So manches Mal begegnen mir in Beratungssituationen Menschen, die den Wert einer Sache nicht in ihrem Nutzen definieren. Sie antworten auf die Frage, wie sie sich pflegen, mit der Antwort: „Ich nehme la tütü ...“ Was soll nun der Kern einer solchen Aussage sein?

Auf jeden Fall wollte man mir damit nicht mitteilen, wie nun die Reinigung aussieht oder ob die Creme eher leicht oder reichhaltig ist. Was ich dagegen wohl auf jeden Fall erfahren sollte, ist dass die Kundin sich für etwas Besonderes hält, sich überteuerte Luxusmarken leisten kann und dafür auch wie etwas Besonderes behandelt werden will.

Sorry, aber wer kann schon diesen Anspruch stellen, nur weil er sich dummerweise und aus völliger Unkenntnis heraus schlechte und vollkommen überteuerte Kosmetik gekauft hat?

Da bleibt mir dann nur folgende Antwort: „Tut mir leid, meine Dame. Ich wollte eigentlich wissen, wie Sie sich pflegen, alles klar?“

Creme, ja oder nein, Reinigung, Tag- und Nachtpflege etc. – um solche Fragen geht es, die Marke ist erst mal nebensächlich. Und besondere Behandlung gibt es für jeden, der sie benötigt, und nicht für den, der meint, sich alles erkaufen zu können.

Was aber ist denn eigentlich dran an teuren Luxusmarken und dem Traum von ewiger Schönheit?

Wollte ich mich nun bei den meisten Menschen beliebt machen, könnte ich jetzt der Einfachheit halber sagen: „Rauche, trinke und esse, was du willst, und kaufe dir Luxuskosmetik, dann ist alles wieder gut.“

Doch ich bin nicht dafür da, um mich nur beliebt zu machen, also nun die ehrliche, aber unbequeme Antwort: Die wichtigste Basis für eine schöne Haut sind in erster Linie die genetische Veranlagung, die Lebensweise und die Ernährung. Dabei bleibt der Alterungsprozess keinem von uns erspart, außer man stirbt bereits in jungen Jahren.

Ernährung und Lebensweise sind meiner Ansicht nach mindestens ebenso bedeutsam wie die eigentliche Pflege der Haut. Damit will ich nicht sagen, dass man Letzteres vernachlässigen sollte. Aber was du bei deiner Ernährung, deiner Bewegung und dem Rest deiner Lebensweise versäumst, kann ein Produkt von Gutschi oder Wutschi nicht wettmachen.

Im Labor gezauberte Hightechwirkstoffe versprechen Straffung, jugendliche Frische und Faltenreduktion. Manche davon könnten vielleicht die Zeichen der Zeit wirklich etwas aufhalten, aber dabei müssten sie in spürbaren Konzentrationen vorhanden sein. Doch so mancher Verbraucher lässt sich davon in starkem Maße beeindrucken.

Kapitel 5:

Inhaltsstoffe und Wirkstoffe in der Naturkosmetik

Immer wieder fällt mir auf, dass sich manche Kunden mit der Natur im Vergleich zur Chemie seltsamerweise ziemlich schwertun. Manches Mal bekam ich, wenn ich naturkosmetische Produkte empfohlen hatte, zur Antwort: „Ah, was ist denn da schon drin?"

Mir fällt es dabei sehr schwer, die Denkweise mancher Kunden nachzuvollziehen.

Was soll die Chemie denn besser können als die Natur? Was unsere Ernährung betrifft, so würde kein Mensch auf die Idee kommen, sich freiwillig von chemisch erzeugten Mahlzeiten zu ernähren. Warum also tragen dann viele mit größter Überzeugung Kosmetikprodukte mit chemischen und körperfremden Inhaltsstoffen auf die Haut auf?

Sehen wir uns doch mal die Naturkosmetik an. Schon allein die Konservierung erfolgt durch äußerste Reinlichkeit bei der Herstellung oder durch die Beigabe und den Einsatz von hochwertigen Vitaminen:

Vitamin A (Retinol):
Gilt zusammen mit den Vitaminen C und E als Radikalfänger und regenerierend in Bezug auf die Hautalterung.

Vitamin C (Ascorbinsäure):
Trägt zum Aufbau des körpereigenen Kollagens bei, wird eingesetzt zum Bleichen von Pigmentstörungen und wirkt zusammen mit Vitamin A und E als Radikalfänger.

Vitamin E:
Wirkt zusammen mit Vitamin A und C als Radikalfänger; natürlicher Lichtschutzfilter, wirkt wundheilungsfördernd und positiv gegen Narbenbildung, entzündungshemmend.

Diese drei wirkungsstarken Bestandteile sind oft schon, ohne dass sie separat erwähnt werden, in naturkosmetischen Produkten enthalten.

Doch noch viele andere wirkungsstarke Substanzen warten in naturkosmetischen Produkten mit extrem vielversprechender Wirkung auf:

Aloe vera:
Starke Heilpflanze mit sehr vielen positiven Eigenschaften; feuchtigkeitsspendend, wundheilungsfördernd, schützend, kühlend und pflegend, hervorragende Wirkung bei trockener Haut und Akne; besonders gut nach Verbrennungen und Sonnenbrand.

Calendula (Ringelblume):
Entzündungshemmend, durchblutungsfördernd, beruhigend auf gereizte Hautzustände.

Hopfenextrakt:
Straffend, stärkend, tonisierend, enthält viele Phytohormone.

Kamille:
Kurzfristig eingesetzt, wirkt sie beruhigend, wundheilungsfördernd, entzündungshemmend und vieles mehr.

Kaolin:
Tonerde, reinigt die Haut.

Lavendel:
Wirkt sehr gut gegen Unreinheiten, beruhigt. Wird oft bei Akne eingesetzt.

Lecithin:
Unterstützt die Wirkung des Lipidmantels der Haut, glättende und feuchtigkeitsbewahrende Eigenschaften.

Manuka:
Ist eine teebaumähnliche Pflanze mit hervorragenden Eigenschaften;
- natürliches Antibiotikum ohne negative Nebenwirkungen (riecht besser als Teebaum);
- in der Universitätsklinik Bonn als natürliches Antibiotikum eingesetzt.

Myrrhe:
Stark entzündungshemmend, wundheilungsfördernd.

Propolis:
Starke antibakterielle, antimykotische und antioxidative Eigenschaften;
- Bienen desinfizieren damit ihren Bienenstock;
  enthält auch wertvolle Aminosäuren, Enzyme, Spurenelemente, Wachse;
- wird zur Beseitigung von Warzen eingesetzt, ebenso bei Akne.

Sheabutter:
Sehr pflegende Eigenschaften, die Haut wird weicher und geschmeidiger.

Salbei:
Wirkt adstringierend (porenverengend), entzündungshemmend.

Teebaumöl:
Stark antiseptisch, wird deshalb bei vielen entzündlichen Erkrankungen empfohlen.

Nachtkerzenöl:
Wunderbares Öl vor allem bei trockener Haut;
hat hohen Anteil an Gamma-Linolensäure. Den positiven Effekt bei Neurodermitis kann ich aus meiner Erfahrung leider nicht bestätigen. Im Gegenteil. Mit ihrem hohen Gehalt an Omega-6-Fettsäuren wirkt dieses eher entzündungsfördernd als entzündungshemmend.

Titandioxid:
Natürliches Mineral, wird als Lichtschutzfilter eingesetzt, wirkt hautschützend, entzündungshemmend.

Zinkoxid:
Natürliches Mineral, wird als Lichtschutzfilter eingesetzt, entzündungshemmend und antimikrobiell. Zeigt gute Wirkung bei Neurodermitis.

Diese Liste der Inhaltsstoffe ließe sich beliebig lang fortsetzen, aber dafür gibt es spezielle Lektüre. Mein Anliegen war nur, dich darauf aufmerksam zu machen, dass die Natur genügend wirksame Stoffe und Pflanzen bereithält, um eine gute, pflegende und höchstwirksame Pflege für jedermann zu garantieren. Allerdings sei dazu noch Folgendes angemerkt:

Heilpflanzen und Wirkstoffe aus der Natur sind nur für den Kenner und für den kurzfristigen Einsatz bei Erkrankungen gedacht. So ist es etwa nicht sinnvoll, eine Kamillencreme über Jahre hinweg zu verwenden.

Denn unser Körper, und damit auch unsere Haut, gewöhnt sich an die zugeführten Wirkstoffe, sodass diese im Ernstfall nicht mehr viel Wirkung zeigen. Außerdem besteht die Gefahr, dass durch den andauernden Einsatz von Wirkstoffen Allergien entstehen.

Fazit:

Nimm in deiner Hautpflege die Grundsubstanzen aus der Natur und setze die Wirkstoffe mit kundigem Wissen und zeitlich begrenzt da ein, wo sie notwendig sind!

So stellt sich ein unglaubliches Wohlgefühl ein, wenn man sicher sein kann, eine dem Körper zuträgliche und reine Pflege aufzutragen. Dieses Gefühl ist wirklich lohnenswert!

Denke doch noch einmal an ein gutes Essen: Es schmeckt doch gleich viel besser, wenn man weiß, dass das, was man isst, aus kontrolliert biologischen Anbau stammt statt aus einem Regal aus dem Supermarkt, mit Erdöl gewachst, mit Pestiziden gespritzt, bestrahlt und belastet – oder?

Die Hersteller konventioneller Kosmetik bewerben ihr Produkt gerne mit einem einzelnen Wirkstoff, zum Beispiel „mit Vitamin A", aber das war's dann meistens auch schon. Und zur Konservierung werden dann die bereits von mir oben beschriebenen und äußerst kontraproduktiven Stoffe eingesetzt, die in *kein* Kosmetikprodukt gehören.

Was wir allerdings dort immer wieder vorfinden, sind ausgeklügelte Werbestrategien und die wunderbarsten Kreationen von Kosmetiktiegelchen – hier kann man wahre Kunstwerke entdecken! Schade, dass das Kunstwerk beim Inhalt verloren geht.

Jeder faule Zauber fliegt irgendwann auf. Ehrlich währt am längsten, heißt ein Sprichwort. Und du willst doch im Grunde ehrliche Kosmetik. Kosmetik, die uns nicht vorgaukelt, dass wir 20 Jahre jünger aussehen, die Falten verschwinden und der Ehemann, der gerade bei der Geliebten ist, zurückkommt. Das schafft keine Creme.

Ich rate dir: Wechsle die Creme, und wenn nötig, auch den Ehemann!

Ein weiteres Anliegen, das ich noch kurz ansprechen möchte, sind die Wirkungsweisen mancher *Hightechwirkstoffe*. Erst vor Kurzem führte ich ein Gespräch mit einem Vertreter medizinischer Kosmetikprodukte, der mir die neue Pflegelinie der Firma vorstellte. Es handelte sich dabei um ein Produkt speziell für empfindliche Haut, die natürlich vor allem auf Reizstoffe wie Parfüm, Konservierungsstoffe etc. reagiert. Das Tolle an dem Produkt sei, so erzählte mir der Vertreter, dass dabei in dieser Pflegelinie für die besonders sensible Haut nicht auf die Reizstoffe verzichtet wurde, vielmehr sei die neue Errungenschaft in dieser Linie ein Inhaltsstoff, der die Histaminausschüttung in der Haut blockiere, damit keine Entzündungsreaktionen mehr stattfinden könnten. Dazu muss man wissen, dass Histamin von speziellen Zellen beispielsweise ausgeschüttet wird, wenn eine allergische Reaktion stattfindet oder sich eine Entzündung abzeichnet.

Wobei man sich besser die Frage stellen sollte, warum die Zelle Histamin ausschüttet und eine Reaktion auf bestimmte Inhaltsstoffe zeigt, anstatt dass man den Prozess der Einfachheit halber unterdrückt.

Die Warnfunktion des Körpers wird hier schlichtweg übergangen und somit die Basis für die nächstschlimmere Erkrankung geschaffen. Wie soll sich unser Körper denn überhaupt noch ausdrücken, wenn man seine Einwände bestimmten Inhaltsstoffen gegenüber einfach unterdrückt?

Du entscheidest selbst, ob du zuhörst oder die Signale ignorierst, denn du hast die Wahl.

Nachdem ich dir nun vielleicht manche Illusion über Hersteller, Produkt und Beratungspersonal zerstört habe, bitte ich dich aber, nicht zu resignieren.

Ich verstehe, dass du sauer bist, denn das war und bin ich auch.

Wie konnten wir uns so lange Zeit für dumm verkaufen lassen? Doch besser ein Ende mit Schrecken als ein Schrecken ohne Ende.

Was deinen Körper anbelangt, kann ich dir zur Durchführung einer Entschlackungskur raten, damit du dich schnellstmöglich von dem jahrelangen und unfreiwilligen Gebrauch von Begleitstoffen befreien kannst.

Fange baldmöglichst damit an, es gibt dazu vielfältige Varianten, die sich auch zu Hause durchführen lassen, zum Beispiel die Entschlackung auf basischer Basis oder Schwitzkuren.

Ferner gibt es noch die Möglichkeiten eines Kuraufenthalts zur Entschlackung, des Fastens oder einer ayurvedischen Panchakarma-Kur. Oder du lässt dich von einem guten Heilpraktiker unterstützen. Wähle die für dich persönlich geeignete Variante. Und dann starte ganz neu!

Als Startmaterial und Begleiter für die Zukunft empfehle ich die Kosmetikliste von Öko-Test oder das Buch *Kosmetik-Inhaltsstoffe* von Pfyl/Knierriemen. In beiden Büchern sind die gängigsten Inhaltsstoffe von Kosmetikprodukten samt Bewertung enthalten, auf beide beziehe ich mich in meinem Buch immer wieder.

Um dir den Einkauf hochwertiger Naturkosmetik zu erleichtern, möchte ich an dieser Stelle noch die Naturkosmetiklabels erwähnen.

Hierbei haben sich Interessengemeinschaften unter einem bestimmten Label zusammengeschlossen, um die Einhaltung gewisser Herstellungsrichtlinien für den Verbraucher deutlich zu machen und dafür zu bürgen.

Da ich aus Erfahrung weiß, wie schwierig es ist, sich auf dem Kosmetikmarkt zurechtzufinden, rate ich dir, bei deinem Einkauf auf diese Labels zu achten oder alternativ beim Hersteller selbst nachzufragen, wie es um die Güte der Kosmetikprodukte oder der Grundzutaten bestellt ist.

Kapitel 6:

Die Naturkosmetiklabels

In Deutschland gibt es verschiedene Labels, an denen du die Produkte erkennen kannst.

Hierzu eine kurze Zusammenfassung:

Eines davon ist das *neuform*-Kennzeichen. Dieses Label tragen Kosmetika, die vor allem in Reformhäusern vertrieben werden. *neuform* bürgt für die Einhaltung unterschiedlicher Richtlinien, wie zum Beispiel des Verbots von Tierversuchen, des Einsatzes von Gentechnik oder des Verbots der Bestrahlung von Rohstoffen, lässt aber beispielsweise den Einsatz von Parabenen zu.

(Weitere Informationen über die Richtlinien von *neuform* erhältst du unter www.reformhaus.de.)

In seinen Richtlinien etwas strenger ist das Label des Bundesverbands der Industrie- und Handelsunternehmen. In seiner Richtlinie *„Kontrollierte Natur-Kosmetik"* will der BDIH Naturkosmetik für den Verbraucher transparent machen. Dabei gibt er gewisse Mindeststandards für die Produktion von Naturkosmetik vor. So ist es auch möglich, dass Naturkosmetik im Discounter und Drogeriemarkt zu günstigen Preisen mit dem BDIH-Siegel ausgezeichnet ist. Dies ist auf alle Fälle die bessere Pflege-Alternative zu den konventionell hergestellten anderen Produkten. Die Frage, wie hochwertig ein Produkt hergestellt wird, ist allerdings nur aus der Deklaration erkennbar, wenn es für den kosmetischen Laien überhaupt erkennbar ist. Die Hersteller unter dem BDIH-Siegel haben auf alle Fälle einen großen Spielraum, was die Herstellung bzw. Herkunft der Rohstoffe anbelangt. Insofern hängt die Güte der Produkte in Hinblick auf die Natürlichkeit ihrer Rohstoffe vom Qualitätsstandard der Hersteller ab.

Der BDIH lehnt wie *neuform* Tierversuche ab. Rohstoffe vom getöteten Tier dürfen nicht zum Einsatz kommen, ebenso keine synthetischen Farbstoffe, Duftstoffe, Silikone, Paraffine und andere Erdölprodukte. Radioaktive Bestrahlung von Rohstoffen und Endprodukten ist untersagt, der Einsatz von genmanipulierten Rohstoffen ebenso.

Zur Konservierung sind neben natürlichen Konservierungssystemen nachfolgend naturidentische Systeme zugelassen:

- Benzoesäure, ihre Salze und Ethylester
- Salicylsäure und ihre Salze
- Sorbinsäure und ihre Salze
- Benzylalkohol

(Weitere Informationen zu den Richtlinien des BDIH erhältst du unter:

BDIH
L11,20-22
68161Mannheim
E-Mail: bdih@bdih.de)

Ecocert unterscheidet in seinen Richtlinien zertifizierte Natur- und zertifizierte Biokosmetik:

Bei der Auswahl seiner Inhaltsstoffe unterscheidet *Ecocert* zwei unterschiedliche Labels:

Das *Ecocert*-Naturkosmetik-Label sieht vor, dass fünf Prozent der Gesamtzutaten und 50 Prozent der pflanzlichen Rohstoffe aus biologischem Anbau stammen müssen.

Das *Ecocert*-Biokosmetik-Label sieht vor, dass zehn Prozent der Gesamtzutaten und 95 Prozent der pflanzlichen Rohstoffe aus biologischem Anbau stammen müssen.

Beide Labels sehen vor, dass 95 Prozent der Gesamtzutaten natürlichen Ursprungs sein müssen.

Synthetische Duftstoffe sind nicht zugelassen, ebenso keine Emulgatoren wie PEGs, keine mineralischen Öle oder Silikone, keine Geliermittel wie Carbomere, keine Konservierungsmittel wie Parabene, Phenoxyethanol, DMDM …

Als Konservierungsstoff zugelassen sind aber Benzylalkohol und Sorbitsäure und ihre Salze. Ebenso zugelassen sind Parfüme natürlichen Ursprungs und natürliche Härter, Geliermittel wie Xanthan, Zellulose und Stärke, Emulgatoren wie Saccharose, Ester und Weichmacher wie pflanzliches Öl oder Ester natürlichen Ursprungs.

(Weitere Informationen über *Ecocert* erhältst du auf www.ecocert.com.)

Das *NaTrue-Label* ist eines der neuesten Labels, das vom Bundesministerium zusammen mit dem IKW, dem Industrieverband für Körperpflege und Waschmittel (in dem die meisten konventionell herstellenden Chemiekonzerne organisiert sind), erschaffen wurde. (Was meiner Ansicht nach die Glaubwürdigkeit dieses Labels ein wenig schmälert, doch ist es aber bekanntlich auch nie zu spät für einen neuen Weg.) Naturkosmetik wurde primär in drei Qualitätsstufen mit einem, zwei oder drei Sternen bewertet, inzwischen wird es aber nur noch als ein universelles Label ohne Abstufungen vergeben. Unterschieden wird dabei zwischen Naturkosmetik, Naturkosmetik mit Bioanteil und Biokosmetik.

Was klar definiert ist, ist der Ausschluss der Behandlung der Rohstoffe und des Endprodukts mit ionisierender Strahlung. Dagegen wird das Bleichen von Ölen und Wachsen (nicht unter Verwendung von Chlor) zugelassen.

Zur Konservierung sind für Naturkosmetika naturidentische Konservierungsstoffe wie zum Beispiel Ameisensäure, Benzoesäure, Benzylalkohol, Propionsäure, Salicylsäure und ihre Salze und Sorbinsäure und ihre Salze zugelassen.

Genaueres über das NaTrue-Label und die Richtlinien erfährst du unter www.natrue.de.

Das Label des IHTK

Wer Kosmetik mit dem Label des IHTK (Internationaler Herstellerverband gegen Tierversuche in der Kosmetik) produziert, verpflichtet sich in erster Linie, keine Tierversuche für die Entwicklung und Herstellung der Produkte durchzuführen und auch keine Rohstoffe zu verarbeiten, die nach dem 01.01.1979 erstmals getestet wurden. Hierbei ist ausschlaggebend, dass die Substanzen vor dem 01.01.1979 auf dem Markt waren.

Hier die Kriterien im Einzelnen:

1. Abgabe einer rechtsverbindlichen Erklärung, dass
   a) keine Tierversuche für Entwicklung und Herstellung der Endprodukte durchgeführt werden;
   b) keine Rohstoffe verarbeitet werden, die nach dem 01.01.1979 erstmals im Tierversuch getestet wurden.

Hierbei ist ausschlaggebend, dass die Substanzen vor dem 01.01.1979 auf dem Markt waren, unabhängig davon, ob sie vor diesem Zeitpunkt im Tierversuch getestet wurden.

Synthetische Substanzen, die nach diesem Zeitpunkt auf den Markt kamen, dürfen nicht im Tierversuch getestet worden sein.

Allerdings können weder wir noch die Hersteller der Positivliste es verhindern, dass eine synthetische Substanz, die vor dem 01.01.1979 bereits auf dem Markt war, oder ein natürlicher essbarer Rohstoff später noch nach dem Stichtag 01.01.1979 von Dritten im Tierversuch getestet wurde und wird. Sofern sie mit dem betreffenden Unternehmen in keiner Verbindung stehen, muss es den Herstellern der Positivliste daher gestattet sein, die betreffende Substanz auch weiterhin zu verwenden.

   c) keine Rohstoffe Verwendung finden, die durch Tierquälerei gewonnen oder für die Tiere eigens getötet werden (Nerzöl, Walrat, Zibet, Schildkrötenöl, Seide, Cochenilleläuse für dekorative Kosmetik oder auch für Lippenstifte in Naturkosmetik etc.);
   d) keine wirtschaftliche Abhängigkeit zu anderen Firmen besteht, die Tierversuche durchführen oder in Auftrag geben (zum Beispiel die Pharmaindustrie).
2. Abgabe einer detaillierten Rohstoffliste mit Lieferantenangabe.
3. Vollständige Angabe der Inhaltsstoffe aller Produkte auf den jeweiligen Verpackungen oder in den Katalogen. (Falls die Inhaltsstoffe nicht angegeben sein sollten, fragen Sie bitte bei der Firma nach oder informieren Sie uns.)
4. Sollte ein Hersteller bewusst falsche Angaben machen, so droht ihm eine Vertragsstrafe bis zu 10.000 EUR.

Genaueres erfährst du auf der Seite des IHTK unter www.ihtk.de.

Hier noch das neue Label des IHTK:

Es wird an Naturkosmetikhersteller, Naturrohstoffhersteller, an biologische Wasch- und Reinigungsmittelhersteller und an Hersteller für Tierkosmetika und Tierprodukte aller Art vergeben.

Hier die Kriterien:

- tierversuchsfrei seit 1979;
- ausschließlich Naturrohstoffe mit mind. 20 Prozent Bioanteil;
- ohne synthetische Duftstoffe, Silikonöle, Paraffinöle, Farbstoffe, Gentechnik;
- ohne vorkonservierte Rohstoffe;
- ohne Rohstoffe vom toten Tier oder aus Tierquälerei wie Seide, Cochenille u.a.;
- ohne Geschmacksverstärker bei Tierfutter etc.

In Bezug auf Nachhaltigkeit bzw. Sozialverträglichkeit gilt Folgendes:

- Förderung der biologischen Landwirtschaft inkl. wesensgemäßer Tierhaltung;
- Rohstofferzeugung ohne Einsatz chemischer Spritz- u. Düngemittel;
- keine Monokulturen, Regenwaldabholzungen oder Kinderarbeit;
- Rohstofferzeugung durch gerechte Entlohnung;
- biologische Abbaubarkeit und nachwachsende Rohstoffe.

Das *Demeter-Label* wird an Produkte vergeben, die bereits vom Anbau der Rohstoffe an strengen Kriterien unterliegen. So müssen bei Produkten, die als Demeter-Kosmetika ausgewiesen werden, über 90 Prozent der gesamten Zutaten aus Demeter-Qualität stammen.

Untersagt sind Zutaten, die mithilfe gentechnischer Verfahren hergestellt wurden und auch mit ionisierenden Strahlen behandelt wurden. Tierversuche sind natürlich auch hier nicht erlaubt.

(Weitere Informationen über das Demeter-Siegel erhältst du unter www.demeter.de.)

Wie du siehst, gibt es auch hier große Unterschiede in den Bestimmungen und Zulassungsvoraussetzungen.

Jedes mit einem dieser Labels zertifizierte Produkt ist auf jeden Fall den konventionell hergestellten Kosmetikprodukten vorzuziehen.

Allerdings gibt es auch sehr kleine und feine Hersteller von naturkosmetischen Produkten, die sich aus Überzeugung an sehr strenge Richtlinien halten und dennoch nicht immer durch ein Label zertifiziert sind. Und es gibt natürlich auch bei den Naturkosmetikfirmen gewaltige Unterschiede, was die Kriterien der ausgewählten Rohstoffe anbelangt. So verwenden sehr viele Naturkosmetikhersteller raffinierte Öle, also Pflanzenöle, die einem chemischen Verfahren unterzogen werden, das ihnen die Farbe und den Geruch entzieht. Bedenken sollte man dabei, dass man sich zwar nicht mehr so stark mit dem Problem des natürlichen Eigengeruches der Öle auseinandersetzen muss, aber bei so einem massiven chemischen Eingriff natürlich sehr viele Vorzüge und wichtigsten Eigenschaften der natürlichen Öle verloren gehen. Man sollte sich deshalb auch hier selbst gründlich informieren und nicht immer auf das billigste Produkt zurückgreifen.

Durch den stetig wachsenden Trend zu gesunden und verträglichen Naturprodukten fühlen sich die Hersteller konventioneller Produkte natürlich gewaltig auf den Schlips getreten. Der Einflussnahme der

Chemiekonzerne ist es zu verdanken, dass in einem neuen Entwurf über die Deklaration von Konservierungsstoffen in Zukunft nur Naturkosmetikfirmen neben der Bezeichnung des Produkts auch den zugelassenen Konservierungsstoff nennen, zum Beispiel „konserviert mit Benzoesäure." Dagegen dürfen die Hersteller konventioneller Produkte einen Stoff, der nicht als Konservierungsstoff zugelassen ist, einsetzen und ihr Produkt als frei von Konservierungsstoffen bezeichnen, obwohl der eingesetzte Stoff größtenteils weitaus bedenklicher ist als die bei Naturkosmetik zugelassenen Konservierungsstoffe.

Auf diese Weise führt man den Verbraucher wieder einmal in die Irre und lässt ihn in dem Glauben, Natur sei weitaus gefährlicher als Chemie.

Wahrscheinlich werden natürliche Bestandteile in Zukunft wegen ihrer „potenziellen Gefährlichkeit" noch verboten.

Auch hierzu bitte ich dich www.ihtk.de und das dortige Schreiben an das Bundesministerium für Ernährung, Landwirtschaft und Verbraucherschutz anzusehen.

An dieser Stelle möchte ich noch die Institutionen Stiftung Warentest und Öko-Test erwähnen.

Während Stiftung Warentest Kosmetika im Allgemeinen vor allem nach ihrer Funktion beurteilt und die gesundheitlichen Aspekte eher unberücksichtigt lässt, richtet sich Öko-Test mehr nach den Inhaltsstoffen in Kosmetika und deren Auswirkungen auf den menschlichen Körper. Auch die Verpackung des Produktes spielt dabei eine wesentliche Rolle, da sich hieraus unerwünschte Stoffe lösen können.

Allerdings wertet Öko-Test kosmetische Produkte in Bezug auf die eingesetzten Fette leider auch erst ab, wenn diese mehr als zehn Prozent Paraffine oder Silikone in der Fettphase enthalten.

Kapitel 7:

Naturkosmetik – Was macht den Unterschied in Preis und Qualität aus?

Beim Einkauf deiner Naturkosmetik wirst du feststellen, dass es auch hier gewaltige Preisunterschiede gibt. Ein Beispiel dafür ist Aloe-vera-Gel. Es ist bereits für zehn Euro erhältlich, mancher Hersteller verlangt aber auch knapp 40 Euro für ein Tübchen.

Meistens findet man die Ursache für den Unterschied in der Gewinnung der Rohstoffe. So kann man, um bei unserem Beispiel zu bleiben, die geernteten Blätter der Aloe-Pflanze maschinell komplett mit Schale verarbeiten und dann anschließend die Giftstoffe, die in der Schale enthalten sind, wieder maschinell herausfiltern.

Dieser Vorgang benötigt zwar weniger Zeit als die Ernte von Hand. Allerdings gehen bei der Filtrierung auch andere positive pflanzliche Bestandteile verloren, die ja gerade die Heilkraft der Aloe ausmachen. Der Erntevorgang von Hand ist wesentlich aufwändiger, aber berücksichtigt auch die anderen wertvollen Bestandteile, die bei der maschinellen Verarbeitung verloren gehen. Somit wäre auch erklärt, warum das Herausschälen des Blattgels von Hand wesentlich zeitaufwändiger und somit auch kostenintensiver ist. Dies schlägt sich dann auf den Verkaufspreis der Produkte nieder. Diese Erkenntnis lässt sich natürlich auf viele andere Herstellungs- und Gewinnungsverfahren übertragen.

Ein wunderbares Beispiel aus dem Bereich Lebensmittel ist Apfelsaft, denn auch hier gibt es den gefilterten, klaren neben dem naturtrüben mit all den Begleitstoffen. Wenn ich die Wahl hätte, würde ich mich immer für die komplette Frucht entscheiden.

Genauso verhält es sich beispielsweise beim Verzehr eines synthetisch hergestellten Vitaminpräparates im Vergleich mit dem Verzehr einer kompletten Frucht.

Die Frucht bietet bei vollständigem Verzehr viele andere Bestandteile wie etwa Flavonoide oder Phytohormone. Im Vitaminpräparat ist häufig nur das isolierte Vitamin enthalten.

Ein weiterer Kostenfaktor für die Herstellung eines Naturkosmetikproduktes ist auf jeden Fall die Form des Anbaus der eingesetzten Rohstoffe.

Dabei ist es nur logisch, dass ein Rohstoff aus kontrolliert biologischem Anbau oder in *Demeter*-Qualität wesentlich teurer im Einkauf ist, als ein Rohstoff, der aus konventionellem Anbau stammt.

Alle wollen „bio" – aber wenige kaufen wirklich „BIO"

Wenn du exzellente Naturkosmetik kaufen willst, musst du dir von vornherein im Klaren sein, dass Naturkosmetik sich anders verhält als konventionelle Kosmetik. Viele, die Naturkosmetik kaufen, weil sie schon gelegentlich etwas halbseidene Informationen über schädliche Inhaltsstoffe in Kosmetikprodukten gehört haben, kaufen ihre Pflegeprodukte mit den Maßstäben ein, die sie von ihren bisher verwendeten konventionellen Produkten gewohnt waren. Dadurch sind auch in der Biobranche Produkte entstanden, die sich diesen Maßstäben angepasst haben. Nicht nur Hersteller konventioneller Kosmetik, sondern auch viele Naturkosmetikfirmen verwenden raffinierte oder desodorierte Pflanzenöle. Die Öle werden also sehr stark erhitzt und einem chemischen Verfahren unterzogen, wobei natürlich wertvolle Bestandteile, geschmackliche Eigenarten und die typische Farbe und der Geruch verloren gehen. Raffinierte Öle sind weitestgehend geschmacksneutral, von heller Farbe, lange haltbar und universell einsetzbar, was auf jeden

Fall die Konservierung und die Duftgebung eines Kosmetikproduktes enorm erleichtert. Was allerdings ist das beste Olivenöl oder Arganöl mit all seinen sekundären Pflanzenstoffen noch wert, wenn im Produkt nichts mehr davon zu finden ist? Leider ist auch in der Biobranche manch guter Grundgedanke aus absatztechnischen Gründen verloren gegangen.

Wir müssen uns unbedingt von dem Gedanken verabschieden, dass Bio- oder Naturkosmetik dasselbe sei wie konventionelle Kosmetik, nur in „unschädlicher oder angepasster Form“!

Anpassen sollten sich eher die konventionellen Produkte.

Bio kommt vom altgriechischen Wort „bios“ und bedeutet „Leben“. Also sollten naturkosmetische Produkte in Bioqualität auch möglichst viel vom Leben beinhalten, wie es zum Beispiel bei kaltgepressten Ölen mit all den sekundären Pflanzenstoffen gegeben ist. Hier haben wir wirklich Bioqualität, gesunde Produkte, die alles von der Pflanze in sich tragen, der wir dieses „Leben“ zu verdanken haben. In diesem Fall ist das Produkt nicht nur unschädlich, sondern sogar gesund. Allerdings sind kaltgepresste Öle, wie jedes andere naturbelassene Produkt auch, saisonalen Schwankungen unterworfen, die auf Faktoren wie Sonneneinstrahlung im Anbaugebiet, Temperaturen, Regenmenge etc. zurückzuführen sind.

Denke doch mal an einen guten Wein, dessen Qualität und Geschmacksnote – obwohl er stets vom gleichen Hersteller, aus der gleichen Traube und dem gleichen Anbaugebiet stammt – sich jedes Jahr ändern. Es ist ein Qualitätsmerkmal und somit ein gutes Zeichen für Bioqualität, wenn ein Produkt gelegentlichen Schwankungen unterworfen ist, statt immer gleichbleibend in Duft, Farbe und Konsistenz zu sein, denn dieser Umstand legt den Verdacht nahe, dass an den verwendeten Rohstoffen manipuliert wurde.

Leider kommt es immer wieder vor, dass hervorragende naturkosmetische Produkte mit äußerst wirksamen Bestandteilen so lange modifiziert werden, bis der 08/15-Endverbraucher zufriedengestellt ist. Teebaum riecht nun mal nach Teebaum und nicht nach Rose. Dass mit einer komplett anderen Beduftung des Produktes auch ein Stück Wirksamkeit verloren geht, darüber denkt natürlich keiner nach. Teebaum wirkt unter anderem desinfizierend. Daher kommt auch die Schärfe des Geruchs. Wenn nun mein Teebaumprodukt nach Rosen riecht, geht auch ein Teil der bakterienabtötenden Wirkung verloren. Darüber sollten wir vielleicht vorher nachdenken, bevor wir über den Geruch die Nase rümpfen und uns beschweren, wie ein Rohstoff oder eine Pflanze riecht.

Was wollen wir eigentlich, Natur oder Chemie? Olivenöl riecht nach Olive, Manuka riecht nach Manuka und Kamille riecht nach Kamille. So ist es von der Natur aus gutem Grund gemacht. Aber wir Verbraucher wollen Apfel, der nach Pfirsich riecht. Wir sollten uns schon mal entscheiden können, was wir überhaupt wollen. Naturkosmetik, die danach riecht, woraus sie hergestellt wurde, das ist Naturkosmetik, wie sie beschaffen sein sollte!

Ein weiteres Qualitätsmerkmal eines Naturkosmetikproduktes ist die Reduzierung des Zusatzes von Alkohol. Dass Naturkosmetikhersteller in der Regel keinen mit bedenklichen Zusätzen vergällten Alkohol verwenden, ist dabei selbstverständlich. Dennoch spricht vieles dafür, überhaupt keinen oder nur sehr wenig Alkohol in Kosmetikprodukten einzusetzen. Alkohol wird in der Regel hauptsächlich für die Konservierung eines Kosmetikproduktes hinzugefügt, also vor allem, um Mikroorganismen abzutöten. Allerdings besteht auch unsere gesunde, im Normalzustand immer anwesende residente Hautflora aus Mikroorganismen, die mit unserer Haut eine Symbiose eingehen und dafür sorgen, dass pathogene, also krankmachende Keime sich nicht vermehren können. Diese residente Hautflora wird, wie die Keime in den Kosmetikprodukten auch, durch den Zusatz von Alkohol geschädigt oder sogar zerstört. Unsere Haut ist ohne unsere gesunde

Flora wehrlos und zunehmend anfällig für Hauterkrankungen. Zudem trocknet Alkohol die Haut aus. Wenn du also die Wahl hast, würde ich mich an deiner Stelle in jedem Fall für Naturkosmetik *ohne oder mit wenig Alkohol* entscheiden.

Wie aus meinen obigen Ausführungen ersichtlich, sind die Naturkosmetiklabels eine Garantie für die Einhaltung bestimmter Richtlinien zur Unschädlichkeit der eingesetzten Inhaltsstoffe.

Was aber die Auswirkungen der Produkte auf die Gesundheit und Pflege deiner Haut anbelangt, empfehle ich dir, im Zweifelsfall bei gutem Fachpersonal oder beim Naturkosmetikhersteller die Güte deines Produktes zu erfragen oder selbst auf der INCI-Liste nachzusehen.

Kapitel 8:

Die häufigsten Fehlinformationen in der Kosmetikbranche

Beratung ist nicht gleich Beratung, das haben wir wohl alle schon am eigenen Leib erfahren. Die Informationen, die man zum Teil erhält, sind manches Mal genauso katastrophal wie die Zusammensetzung der konventionellen Produkte.

Wie mir immer wieder auffällt, wird vor allem unreine Haut überall mit austrocknenden Produkten bekämpft. Kaum zeigt sich ein Pickelchen, wird wie wild geschäumt, gerubbelt und ausgedörrt.

Die Folgen zeigen sich bald. Wo zu Beginn nur ein Pickelchen war, da kommen durch falsche Pflege bald das Problem einer trockenen Haut, einer zerstörten Lipidbarriere und vielleicht noch Irritationen und Rötungen sowie ein verfrühter Alterungsprozess hinzu.

Macht ja nichts – Hauptsache, man hat eine komplette Produktserie an den Mann oder die Frau gebracht.

Denken wir doch nochmals kurz an die Aufgaben der Haut. Ja, die Haut ist ein Ausscheidungsorgan – was bedeutet, dass Stoffe über die Haut ausgeschieden werden. Meist sind dies Stoffe, die unser Körper auf anderem Weg nicht ausscheiden konnte oder die auf Unverträglichkeiten zurückführbar sind. Tatsache ist, dass unser Körper auf unterschiedlichen Wegen in der Lage ist, Schadstoffe zu entsorgen. Dies kann er einmal über die Niere, dann über den Darm und nötigenfalls auch über die Haut. Ich weiß, die Medizin vertritt hierzu meist eine komplett andere Ansicht. Viele Ärzte behaupten, die Ernährung selbst habe mit Hautproblemen nichts zu tun.

Damit sprechen zumindest viele Ärzte die Sprache bequemer Patienten, denn würden sie sagen, die Hautprobleme seien durch eine verträgliche und konsequente Ernährung und angepasste Lebensweise zu verbessern, wäre der Patient ja selbst gefordert, sich zu disziplinieren, was nicht immer erwünscht ist. Insofern fördert man lieber die Pharmaindustrie und erspart dem Patienten die Auseinandersetzung mit dem eigenen Körper.

Einzelne, überzeugte Mediziner beschäftigen sich sehr wohl mit dem Thema Haut und Ernährung. Und es gibt auch Ratgeber und Ernährungsleitfäden, die sich auf durch falsche Ernährung verursachte Hautprobleme beziehen.

Hauterkrankungen wie Akne sind auch häufig auf hormonelle Störungen zurückzuführen. Diese werden zum Teil durch Faktoren verursacht wie genetische Veranlagung, Pubertät oder Wechseljahre – aber auch durch Einnahme oder auch das Absetzen von Hormonen wie Pille, Hormonspirale, Pflaster etc., schließlich auch aufgrund von Störungen der Verhornung.

Immer häufiger ist dabei eine sehr späte Form von Akne gerade bei älteren Frauen zu beobachten, die dementsprechend schwer zu behandeln ist.

Ich persönlich gehe davon aus, dass meist mehrere Faktoren in diesem Zusammenhang eine Rolle spielen.

Bei den Betroffenen ist meist irgendwann das hormonelle System durch Hormonpräparate durcheinandergeraten, die Ernährung lässt zu wünschen übrig (womit ich nicht nur Fast Food meine, sondern die gesamte Ernährungsweise unserer Zeit), und mit Sicherheit ist ein Teil der Hautprobleme auch auf Umweltgifte zurückzuführen (siehe meine vorhergehenden Beschreibungen). Schließlich kommt natürlich noch der persönliche Stress hinzu, dem wir alle immer mehr ausgesetzt sind und der sich nicht immer sofort aus der Welt schaffen lässt.

Eine weitere häufig falsche Annahme manch eines Verbrauchers ist, dass Naturprodukte nicht verträglich seien, weil man auf irgendeinen Pflanzenbestandteil im Produkt allergisch reagieren würde.

Möglich ist das grundsätzlich schon. Theoretisch kann unser Körper auf alle Substanzen allergisch reagieren, mit denen er in Kontakt kommt. Dabei gilt, je körperfremder eine Substanz ist, desto höher ist die Wahrscheinlichkeit einer solchen Reaktion. Eine Allergie kann sich übrigens sofort (bzw. nach dem Zweitkontakt mit dem Allergen), aber auch erst nach Jahren entwickeln. Auch wenn du ein Produkt schon lange Zeit anwendest, bedeutet dies also nicht zwingend, dass du es immer vertragen wirst. Der Sensibilisierungsprozess ist dann vielleicht noch nicht komplett abgeschlossen.

Wie bereits berichtet, kann man in Fachbüchern der Dermatologie schon jetzt nachlesen, dass die chemischen Konservierungsstoffe und die Parfümstoffe die häufigsten Allergieauslöser in Kosmetika sind. Deshalb sind die meisten Produktunverträglichkeiten auch auf diese Stoffe zurückzuführen und nicht auf den pflanzlichen Bestandteil. Hier ist genaues Wissen um die Zusammensetzung von Kosmetikprodukten und über die Arbeitsweise der einzelnen Hersteller gefragt.

Denn ich habe bereits mehrfach die Erfahrung gemacht, dass mir Patientinnen erzählten, sie vertrügen keine Naturkosmetik, weshalb sie nur Pharmaprodukte aus der Apotheke verwenden würden. (Obwohl so manch ein Apotheker doch schon sehr gute naturkosmetische Alternativen bereithält!) Bei genauerem Nachfragen stellte sich aber heraus, dass es sich bei den vorher verwendeten vermeintlichen Naturkosmetikprodukten keinesfalls um solche handelte, sondern nur um herkömmliche Kosmetik, die mit natürlichem Image wirbt (Pflanzen oder Früchte auf der Verpackung o.Ä. – eben was sich in der heutigen Zeit „Greenwashing“ nennt).

Und in konventioneller Kosmetik sind in der Regel chemische Konservierungsstoffe und Parfüm enthalten. Verbraucher fallen reihenweise auf die Aufmachung und Strategien zahlreicher Hersteller herein.

Leider nutzen diese Hersteller „Natürlichkeit" nur als Image, nicht bei der Wahl ihrer Inhaltsstoffe. Besonders ärgerlich dabei ist, dass mancher Verbraucher Naturkosmetik deshalb eher meidet und sich dann komplett in den Teufelskreislauf der Kosmetik verstrickt.

Wie bereits erwähnt, ist es natürlich möglich, dass die Haut gerade auf ätherische Öle als Inhaltsstoffe sensibel reagiert – aber die Naturkosmetikhersteller haben auch für diese Problematik sehr verträgliche Lösungen. Im sogenannten Sensitivbereich gibt es spezielle Produkte für besonders sensible Haut, die durchaus bestens vertragen werden. Ich bin als Neurodermitikerin hierfür ein gutes Beispiel.

Eine der am häufigsten vorkommenden Fehlinformationen begegnet mir bei Patienten mit einer sehr trockenen Haut, denn diese berichten häufig, dass sie schon einige Feuchtigkeitscremes ausprobiert hätten, dass sich der trockene Hautzustand aber dennoch nicht verbessere.

Es ist aber absolut falsch und auch ein typischer Beratungsfehler, dass eine trockene Haut nur mit einer Feuchtigkeitscreme gepflegt werden soll.

Eine trockene Haut benötigt Fett zum Aufbau des Hydrolipidfilms, der dann verhindern kann, dass durch die Haut Feuchtigkeit entweicht.

Ich erkläre das meinen Kunden immer so, dass sie sich einmal zwei identische Trinkgläser mit der gleichen Menge Wasser gefüllt vorstellen sollen. Nur in ein Glas von beiden gebe ich obenauf noch einen Schuss Öl.

Was denkst du, in welchem Glas weniger Feuchtigkeit verdunsten kann?

Richtig, aus dem Glas, das als Oberflächenversiegelung die Ölschicht enthält, kann weniger Feuchtigkeit entweichen. Auf dieselbe Art und Weise funktioniert unser Hydrolipidfilm.

Feuchtigkeitscremes sind deshalb geeignet für jugendliche Haut und fettige Haut, da bei Ersterer die Talgproduktion noch gut funktioniert und bei Letzterer ohnehin schon reichlich im Gange ist.

Eine trockene Haut jedoch braucht eine an Fett reichhaltige Pflege zur Vermeidung eines transepidermalen Wasserverlustes.

Ein letzter Aspekt, der mir an dieser Stelle noch überaus erwähnenswert erscheint, ist unser Immunsystem. Ein Teil davon ist in unserer Haut zu finden und noch weitaus unerforscht. Deshalb bleibt dieses des Öfteren in unseren Überlegungen unberücksichtigt. Meiner Meinung nach zu Unrecht und mit unübersehbaren Konsequenzen. Wenn wir uns überlegen, dass bereits im Körper eines Fetus die grobe Unterscheidungsfähigkeit des Organismus zwischen körpereigenen und körperfremden Stoffen angelegt wird, dann wissen wir, dass nach der Geburt dann folglich Unmengen körperfremder Stoffe auf diesen Organismus einströmen, die er dann folglich als körpereigen erkennt und duldet oder als körperfremd beurteilt und somit bekämpft. Die logische Konsequenz daraus ist weiterhin, wenn wir unser Immunsystem in der Haut mit unsinnigen Bestandteilen, wie chemischen Duftstoffen, Farbstoffen und ähnlichem beschäftigen, kann es auf andere Dinge wie z. B. harmlose Bakterien, die unsere Haut besiedeln, weniger reagieren. Dies bedeutet, dass diese normalerweise harmlosen Bakterien dann Überhand nehmen. Diese sind z. B. Staphylokokken, die dann zu Entzündungen und Pickelchen führen, aber auch Proprionibakterien, z. B. Proprionibakterium acnes, das für die Entstehung von Akne mit verantwortlich gemacht wird, kann sich vermehrt ausbreiten und eine Kaskade von Reaktionen in unserer Haut herbeiführen.

Fazit: Wir sollten uns gut überlegen, ob wir unsere Haut leichtfertig mit sinnfreien Bestandteilen belasten.

Kapitel 9:

Gesunde Hautpflege für jedermann und jede Frau

Um dir zukünftig die Auswahl deiner Hautpflege zu erleichtern, habe ich nachfolgend für die verschiedenen Hauttypen Ratgeber zusammengestellt. Dabei ist zu beachten, dass es die unterschiedlichen Hauttypen nicht unbedingt immer in Rein-, sondern auch in Mischformen gibt.

Natürlich spielt auch der aktuelle Hautzustand eine wichtige Rolle, denn dieser kann sich sehr schnell ändern (Einflüsse wie Stress, Menstruation oder Unverträglichkeiten beim Verzehr von Lebensmitteln spielen hier eine wesentliche Rolle). Ich hoffe, ich konnte dir in meinen Beschreibungen die Gründe dafür darlegen, warum du deine Produkte hauptsächlich aus dem naturkosmetischen Bereich oder aus naturbasierten Kosmetikkonzepten auswählen solltest. (Es gibt auch einige Firmen, die sich auf Pflege im medizinischen / wissenschaftlichen Bereich spezialisiert haben und die hautverträgliche Pflege auf natürlicher Basis mit Spezialwirkstoffen bei Hautproblemen anbieten.) Du kannst bei der Zusammenstellung deiner Produkte aus dem Sortiment verschiedener Serien oder Hersteller kombinieren – entgegen einer weit verbreiteten Meinung ist das bei Naturkosmetika überhaupt kein Problem. (Meistens steckt hinter dieser Behauptung nur die Verkaufsstrategie von Herstellern, die möglichst ihre komplette Serie an den Mann oder an die Frau bringen wollen.)

Wähle die Zubereitung, mit der du dich am wohlsten fühlst.

Beachte bei einer Umstellung von einem herkömmlichen Präparat – vor allem wenn es auf Paraffin und Silikonölen basiert – auf ein

Naturkosmetikprodukt besonders darauf, dass die Haut in der Umstellungsphase erst wieder die hauteigene Lipidproduktion ankurbeln muss. Dies gilt vor allem für die eher trockene Haut. Nimm zu Anfang etwas (an Fett) reichhaltigere Cremes, da sie helfen, die Lipidbarriere der Haut wieder aufzubauen, und das Trockenheitsgefühl vorläufig lindern.

Später, wenn die Lipidbarriere wieder intakt ist, kannst du auf alle beliebigen Zubereitungen umsteigen. Dabei gilt es schlicht und einfach, einige Produkte auszutesten und dich nach deinem Wohlgefühl zu richten.

Wenn deine Haut von Natur aus eher fettig und glänzend ist, wirst du begeistert sein, wenn die Haut nicht mehr so speckig erscheint wie unter der Anwendung herkömmlicher Paraffin- und Silikonprodukte. Teste auch in diesem Fall ein paar Produkte aus und richte dich nach den für deinen Hauttyp geltenden Pflegeempfehlungen.

Der Naturwarenfachhandel oder die Naturkosmetikerin hält für jeden die passenden Pflegeprodukte bereit.

Wenn du dir nun die nachfolgenden Pflegeanleitungen ansiehst, beachte bitte, dass du bei einer Mischform der Haut auch jeweils beide Anleitungen berücksichtigst.

Da sich die Pflege der unterschiedlichen Hauttypen grundsätzlich nicht wesentlich unterscheidet, habe ich einen allgemeinen Ratgeber für die Pflege der Haut generiert. Bei Problemhaut bitte ich dich, in den dafür speziellen Anleitungen nachzulesen. Dort findest du Hinweise auf mögliche Ursachen deines Hautbildes und Anleitungen oder Tipps, die zur Beseitigung beitragen sollen. Weiterhin findest du Hinweise auf die Verwendung von kurzfristig anzuwendenden, speziellen Wirkstoffen zur Beseitigung deines Hautproblems.

Nachdem heutzutage Cremes immer weniger nach Tages- und Nachtcremes unterschieden werden, empfehle ich dir, Produkte nach deinem persönlichen Wohlgefühl zusammenzustellen. Es geht dabei einfach um die Reichhaltigkeit der Produkte und um die hauttypgerechten Wirkstoffe, die enthalten sind. So darfst du am Abend gerne auch ein pflegendes Öl auftragen wie zum Beispiel Jojobaöl oder Mandelöl. Ein solches Öl sollte allerdings immer auf die feuchte Haut aufgetragen werden oder in Kombination mit einem Feuchtigkeitsspender (wie etwa Aloe-vera-Gel oder Hyaluronsäuregel), da die Haut ansonsten austrocknet. Da unsere Haut in der Nacht nicht mehr Faktoren wie Kälte, Wind etc. ausgesetzt ist, muss die Nachtcreme nicht zwingend besonders reichhaltig konzipiert sein. In der Nacht läuft auch der Stoffwechsel der Haut auf Hochtouren, Ausscheidungsvorgänge stehen somit auch im Vordergrund. Leichtere Cremes erleichtern unserer Haut folglich die Ausscheidungsvorgänge. Am Tage braucht die Haut eher Schutz, also ist hier die Reichhaltigkeit des Produktes an Fett besonders in den Wintermonaten sinnvoll. Prinzipiell kann aber morgens und abends die gleiche Creme verwendet werden.

Und nun viel Erfolg bei der Pflege und der Gesundung deiner Haut!

Allgemeiner Ratgeber:

Reinigung und Pflege deiner Haut

Reinigung

Hier eine Anmerkung vorab: Die Reinigung des Gesichtes ist ein sehr wichtiger Schritt in der Gesunderhaltung deiner Haut. Viele Verbraucher meinen, sie könnten auf diesen Schritt verzichten und ihr Geld dann lieber in eine teure Creme investieren. Das ist meiner Meinung nach am falschen Fleck gespart. Die sanfte Reinigung deiner Haut ist wichtig, um Schmutzpartikel aus der Umwelt, Make-up, Schweiß etc. zu entfernen. Das Gesichtswasser dient dabei der Feinreinigung. Ich kann aus eigener Erfahrung nur empfehlen, das Ritual einer konsequenten Reinigung für eine gesunde und schöne Haut einzuhalten.

Die Reinigung von Gesicht, Hals und Dekolleté sollte grundsätzlich mit einer milden Reinigungsmilch vollzogen werden. Erlaubt sind Waschgele oder Reinigungsschäume nur gelegentlich bei einer glänzenden und öligen Haut oder in Ausnahmefällen bei starker Verschmutzung. Bedenke, dass jeder Reinigungsvorgang den Hydrolipidfilm, also den Schutzfilm der Haut angreift oder, je nach Intensität, sogar ganz zerstört. Die Haut braucht einige Zeit, manchmal mehrere Stunden, bis sie diesen Hydrolipidfilm wieder in seinen stabilen Ursprungszustand versetzen kann. Bei starker und ständiger Störung dieses Hydrolipidfilms allerdings wird die Haut zur Angriffsfläche für krankmachende Bakterien und andere Mikroorganismen. Austrocknungsekzeme können ebenso entstehen. Deshalb genügt bei geringer Verschmutzung auch klares, lauwarmes Wasser mit einem Schuss Reinigungsmilch.

Um eventuell verbliebene Schmutzreste und Kalkreste zu entfernen, ist es empfehlenswert, ein Gesichtstonikum zu benutzen, also ein Gesichtswasser ohne Alkohol, da Alkohol die Haut austrocknen kann. Der Einsatz von Gesichtswässern mit Alkohol ist nur dann sinnvoll, wenn sich viele Unreinheiten zeigen, die mit Alkohol, zum Beispiel nach einer Ausreinigung der Haut, desinfiziert werden müssen. Bei einzelnen Pickelchen sollte Gesichtswasser mit Alkohol nur punktuell auf die betroffene Stelle aufgetupft werden. Auch hier ist darauf zu achten, dass nur Trinkalkohol, also Ethanol verwendet wird und nicht denaturierter oder vergällter Alkohol (der beispielsweise mit DEP vergällt ist).

Augen-Make-up kann mit einer milden Reinigungslotion oder mit einem naturkosmetischen Augen-Make-up-Entferner abgereinigt werden.

Peeling

Der Einsatz eines Peelings ist zur gelegentlichen Erfrischung und Belebung der Haut gedacht. Bei empfindlicher, trockener Haut ist es nicht zu empfehlen. Bei stark verhornter oder unreiner Haut kannst du gelegentlich ein Peeling anwenden. Nach einem Sommerurlaub im Süden kann es ebenso sinnvoll sein, die alten, abgestorbenen Hautschüppchen mithilfe eines Peelings zu entfernen, um die Durchblutung der Haut anzukurbeln und sie damit frischer erscheinen zu lassen. Es gibt naturkosmetische Peelings mit kleinen Zellulosekügelchen als Schleifkörper, aber auch Peelings speziell fürs Gesicht, die mithilfe von Enzymen oder Milchsäure ohne Reibung durch Aufspaltung der Hauteiweiße die Hautschüppchen entfernen. Die Verwendung dieser Peelings sollte aber in jedem Falle mit einer fachkundigen Kosmetikerin abgestimmt werden. Schließlich gibt es noch Spezialpeelings für Problemhaut, zum Beispiel bei Akne.

Lies dazu bitte bei den speziellen Anleitungen nach.

Pflege

Bei der Pflege deiner Haut richte dich in erster Linie nach deinem persönlichen Wohlgefühl. Generell genügen im Sommer zur Pflege eher leichtere Produkte wie Fluids oder milchartige Emulsionen, verallgemeinern lässt sich dies aber nicht. Extrem trockene und empfindliche Häute können auch im Sommer reichhaltigere Cremes vertragen. Im Winter kann man dann je nach Bedarf gerne auch bei den anderen Hauttypen zu einer reichhaltigeren Creme übergehen, da unsere Haut wegen der geringeren Luftfeuchtigkeit und der trockenen Heizungsluft an Feuchtigkeit verliert. Um unsere Haut vor Kälte zu schützen, sollte die Creme in ihrer Zusammensetzung reichhaltiger an Fett sein. Manche Hersteller bieten sogar spezielle Cold-Cremes für den Winter an. Diese sind speziell für den Einsatz in der Kälte wie zum Beispiel beim Skifahren geeignet.

Prinzipiell kann bei einer problemlosen Haut morgens und abends die gleiche Creme verwendet werden.

Bei anderen Hauttypen kann es sinnvoll sein, unterschiedliche Produkte mit speziellen Wirkstoffkombinationen und verschiedenen Reichhaltigkeitsstufen zu verwenden.

Heute unterscheidet man nicht mehr zwangsläufig wie früher zwischen Tages- und Nachtpflege, sondern man wählt die Produkte eher nach persönlichem Ermessen aus.

Dabei sollten tagsüber eher die reichhaltigeren Schutzcremes und nachts eher die pflegenden Emulsionen aufgetragen werden, die die Stoffwechselvorgänge in der Haut unterstützen. Auch Pflegeöle können nachts bei jedem Hauttyp aufgetragen werden. Allerdings am besten zusammen mit einem feuchtigkeitsspendenden Serum oder mit Gel, um ein Austrocknen der Haut zu verhindern.

Als Lippenpflege können bei jedem Hauttyp naturkosmetische Pflegestifte, Balsame oder Lippencremes helfen, die Austrocknung der Lippen zu verhindern.

Die Reinigung und Pflege des Körpers

Bei der Pflege der Körperhaut verfahren wir auf ähnliche Weise. Zu vermeiden sind grundsätzlich allzu häufiges Baden oder Duschen, denn die Haut wird dadurch auf Dauer zu stark ausgetrocknet. Heißes und häufiges Baden ist auch schädlich für das Bindegewebe.

Empfehlenswert sind naturkosmetische Cremebäder oder andere naturkosmetische Badezusätze oder Milchbäder.

Bei einer leicht trockenen Haut zeigen zum Beispiel Ölbäder eine wundervolle Wirkung, da sie rückfettende Eigenschaften besitzen.

Zum Duschen kannst du zwischen naturkosmetischen Duschgelen oder Duschcremes wählen, wobei die Gele im Sommer und die Cremes im Winter zu bevorzugen sind.

Zur Pflege danach nimmst du bitte wieder, je nach deinem eigenen körperlichen Wohlbefinden, im Sommer eher eine leichte Emulsion, im Winter eine reichhaltigere Pflegecreme. Wenn du gerne ein Körperöl verwendest, dann rubbele dich bitte nach dem Duschen oder Baden nicht komplett trocken, sondern tupfe den Körper nur kurz ab und massiere dann das Öl ein.

Auch ein Körperpeeling darfst du gelegentlich durchführen, das heißt, bei einer gesunden Haut circa einmal im Monat. Gut tun der gesunden Körperhaut auch gelegentliche Bürstenmassagen, da sie den Stoffwechsel der Haut auf Touren bringen.

Besonders gut tut dir ein Körperpeeling nach dem Urlaub an der Sonne, da die durch intensives Sonnenbaden verdickte Haut danach wieder frischer erscheint.

Es gibt Meersalzpeelings und basische Peelings, aber auch mechanische Peelings mit Zellulosekügelchen – wähle einfach das aus, was du magst. Aber Achtung! Lies bitte dazu bei Problemhaut unbedingt den jeweiligen Spezialratgeber!

1. Spezialratgeber für Kinderhaut und junge, normale Haut

Definition:

Wie sieht denn eine junge und normale Haut aus?

Man erkennt sie daran, dass sie beschwerdefrei ist, Erscheinungen wie beispielsweise Schuppung, Rötung, Unreinheiten, Trockenheit oder Allergien also nicht vorliegen.

Du kannst dir sicher vorstellen, dass wir eine solche Haut heutzutage eher selten vorfinden. Man trifft sie am ehesten noch bei Kindern an, bei denen die Ausscheidungsfunktion über die Haut noch eine sekundäre Rolle spielt.

Es versteht sich von selbst, dass eine empfindliche Kinderhaut, geschweige denn die Haut von Babys, nicht mit chemischen Fremdstoffen oder Wirkstoffen belastet werden sollte. Auch sollte man allzu austrocknende Reinigungsmaßnahmen vermeiden.

Es genügt vollkommen, wenn Kinder zweimal wöchentlich duschen, außer natürlich im Sommer, wenn die Haut stark verschmutzt ist. Denke gerade bei der empfindlichen Kinderhaut daran, dass jeder Reinigungsvorgang den Hydrolipidfilm der Haut angreift. Es dauert auch einige Zeit, bis die hauteigenen Regulationsvorgänge diesen Hydrolipidfilm wieder in seinen stabilen Ursprungszustand zurückversetzen können. Bei starker und ständiger Störung des Hydrolipidfilms wird die Haut zur Angriffsfläche für Bakterien und andere Mikroorganismen. Ebenso können Austrocknungsekzeme entstehen.

Kinderhaut benötigt noch kein Gesichtswasser. Im Übergang zur jugendlichen Haut, wenn sich hie und da ein Pickelchen zeigt, empfiehlt es sich, ein Gesichtstonikum, also ein Gesichtswasser mit wenig oder am besten gar keinem Alkohol, zu benutzen.

Der Einsatz eines Peelings ist bei Kindern gar nicht notwendig. Bei jugendlicher Haut kann man damit beginnen, die Haut gelegentlich zu peelen, sofern sie verdickt erscheint. Bedenke hierbei aber, je trockener und empfindlicher die Haut ist, desto weniger Peeling ist ratsam. Im Normalfall genügt es, ein Peeling nur hie und da alle paar Wochen durchzuführen.

Prinzipiell kann bei dieser noch problemlosen Haut morgens und abends die gleiche Creme verwendet werden. Dies erleichtert die Hautpflege im besonderen Hinblick auf das Pflegeverhalten von Kindern enorm.

Die Körperpflege von Kindern richtet sich nach dem allgemeinen Ratgeber zur Pflege der Haut.

2. Spezialratgeber für trockene Haut

Definition:

Was ist eine trockene Haut, wie fühlt sie sich an, wie sieht sie aus und wodurch wird sie verursacht?

Oft sind die Ursachen für eine trockene Haut genetisch bedingt. Eine trockene Haut erkennst du daran, dass sie feinporig ist, matt erscheint und zu früher Faltenbildung neigt. Selten findest du Unreinheiten. Oft reagiert sie empfindlich auf verschiedene Einflüsse, deshalb kann es sein, dass sie Rötungen und Irritationen zeigt. Auch die sogenannte reife Haut tendiert zu Trockenheit, da im Laufe der Jahre die Talgproduktion der Haut nachlässt.

Du kannst dir eine trockene Haut aber auch erwerben, und zwar häufig durch falsches Reinigungsverhalten, aber auch durch falsche Pflege. So hat ständiges Waschen, Duschen und Baden mit aggressiven Waschgelen, Duschgelen oder anderen Mitteln wie den bekannten Pickelkillern und Präparaten, die viel austrocknenden Alkohol enthalten, einen negativen Einfluss auf die Haut.

Denn wie vorhin bereits erklärt, wird durch die viel zu scharfen und häufigen Reinigungsvorgänge ständig der Hydrolipidfilm der Haut zerstört. Die Haut ist folglich immer länger damit beschäftigt, diesen wieder aufzubauen, was sie auf die Dauer aber nicht mehr bewältigen kann. So kommt es selbst bei einer eigentlich fettigeren Haut oder Aknehaut dazu, dass mit Dauer und Häufigkeit der Wasch- und Austrocknungsvorgänge die Haut immer mehr Feuchtigkeit verliert.

Achte in Bezug auf deine Ernährung unbedingt auf die Zufuhr von reichlich Flüssigkeit, trinke am Tag mindestens zwei Liter Wasser oder ungesüßten Tee. Eine weitere Ursache für trockene Haut kann auch ein länger dauernder Pflegezeitraum mit paraffin- oder silikonhaltigen Cremes sein. Diese Fette verdrängen die hauteigene Lipidbarriere und trocknen somit die Haut nachhaltig aus. So kommt es dann bei Absetzen des Paraffinproduktes zu „Entzugserscheinungen", da die Haut ihre eigene Barriereschicht erst wieder aufbauen muss und somit vermehrt Feuchtigkeit verliert.

Dieser Tatbestand erschwert die Umstellung von Paraffin-/Silikoncremes enorm und macht sie auch so schwer durchhaltbar. Dennoch lohnt sie sich. Nimm zu Anfang besser ein reichhaltigeres Produkt, da die Naturöle, auf denen die Naturkosmetikhersteller ihre Cremes aufbauen, in die Haut einziehen können, was die umstellungsbedingten Trockenheits- und Spannungsgefühle der Haut verstärkt.

Mit der Zeit und dem Wiederaufbau des Hydrolipidfilms lässt das Trockenheitsgefühl wieder nach.

Vermeide bei trockener Haut jeden überflüssigen Reinigungsvorgang. Denn wie vorhin bereits erklärt, schädigen zu viele Reinigungsvorgänge den Hydrolipidfilm, was sich dann durch vermehrten Feuchtigkeitsverlust der Haut bemerkbar macht. Die Verwendung von Waschgelen ist hier, bis auf seltenste Ausnahmen bei starker Verschmutzung der Haut, folglich tabu. Die vorher beschriebenen Substanzen wie chemische Konservierungsstoffe, Parfümstoffe etc. (so wie sie in den meisten herkömmlichen Kosmetika enthalten sind) sind unbedingt zu vermeiden.

Benutze nur Gesichtswasser *ohne* Alkohol.

Eine trockene Haut sollte so wenig wie möglich gepeelt werden. Auf keinen Fall darfst du bei Entzündungen und offenen Stellen peelen.

Eine trockene Haut benötigt zur Pflege *besonders* reichhaltige Produkte, um den transepidermalen Wasserverlust so gering wie möglich zu halten. Im Sommer solltest du deine Haut also mit einer Gesichtsemulsion oder Creme pflegen, im Winter dagegen mit einer reichlich fetthaltigen Gesichtscreme, da sie dann noch stärker vor Faktoren wie Austrocknung und Kälte geschützt werden muss.

Wenn deine Haut schon Anti-Aging-Maßnahmen vertragen kann, dann wähle gelegentlich Produkte mit Vitaminen, Pflanzenwirkstoffen und hochwertigen Ölen, aber bitte nicht auf Dauer! Wenn deine Haut sehr sensibel ist, du aber trotzdem etwas gegen vorzeitige Hautalterung tun willst, dann nimm Produkte mit wenigen oder ohne Wirkstoffe.

Bei einer trockenen Haut ist es sehr zu empfehlen, Feuchtigkeitsspender zu verwenden, vor allem im Winter, wenn die Haut bedingt durch das Heizen der Räume noch mehr Feuchtigkeit verliert. Dies können Seren oder Gele sein, die unter die Pflegecremes aufgetragen werden, um den Feuchtigkeitsmangel der Haut wieder auszugleichen.

Gut geeignet sind hierfür Aloe-vera-Gele, Hyaluronsäuregele oder Seren mit feuchtigkeitsspendenden Wirkstoffen.

Als Nachtpflege können solche Feuchtigkeitsspender auch gut mit Hautölen kombiniert werden. Wunderbar pflegende Öle sind zum Beispiel Mandelöl, Nachtkerzenöl oder Avocadoöl.

Zur Ergänzung kannst du einmal pro Woche eine Packung auftragen, die deiner Haut zusätzlich Feuchtigkeit spenden und sie pflegen soll.

Für die empfindliche Augenpartie wählst du am besten eine reichhaltige und gut verträgliche Augenpflege, um auch in diesem Bereich verfrühter Hautalterung vorzubeugen.

Lippenpflege ist bei trockener Haut besonders wichtig. Wähle entweder einen Balsam oder einen Stick – je nachdem, womit du am besten zurechtkommst.

Bei der Körperpflege der trockenen Haut wählst du entsprechend zur Reinigung rückfettende Duschcremes oder Badeöle, zur Pflege danach reichhaltigere Körperlotionen und Cremes oder auch Körperöle aus.

Beachte gegebenenfalls auch noch die Hinweise im Ratgeber für die sensible Haut, da es nicht immer Reintypen von Hautbildern gibt und die trockene und die sensible Haut sich in manchen Punkten ähnlich sind.

3. Spezialratgeber für sensible Haut (Neurodermitishaut etc.)

Definition:

Bevor wir uns Gedanken über die Pflege der sensiblen Haut machen, definieren wir erst einmal: Was ist eine sensible Haut, wie fühlt sie sich an, wie sieht sie aus und wodurch wird sie verursacht?

Grundsätzlich kann eine sensible Haut schon anlagebedingt vorhanden sein. Viele Kinder leiden heute bereits nach ihrer Geburt an Neurodermitis oder Allergien. Aber nicht nur Kinder, auch Erwachsene haben immer mehr mit Allergien und Hautproblemen zu kämpfen, was meiner Ansicht nach eine Folge unserer tagtäglichen Belastung mit synthetischen Stoffen, Umweltgiften etc. ist. Inhaltsstoffe in Kosmetika, mit denen unser Körper nicht umgehen kann, übertriebene Hygiene, falsches Pflegeverhalten sowie zu häufiges Baden und Duschen mit aggressiven Waschgelen und Duschgelen können zu den Ursachen gehören.

Ebenso können psychische Ursachen zum Tragen kommen, denn die Haut ist auch ein „Abgrenzungsorgan". Wenn wir unsere Haut als Grenze zwischen dem Ich und dem Du betrachten, so kann es durchaus sein, dass hier unsere Abgrenzung nach außen nicht richtig funktioniert.

Wenn es in unserem näheren Umfeld Personen gibt, die uns regelmäßig „zu nahe treten" oder unsere Grenzen überschreiten, spiegelt sich dies oft auch in einer nicht intakten Hautbarriere wider.

Stärken wir unsere Abgrenzung nach außen im psychologischen Sinn, lassen wir eine Überschreitung unserer Grenzen also nicht mehr zu, so stärkt sich auch gleichzeitig die Hautbarriere, und ebenso gilt umgekehrt: Stärken wir unsere Hautbarriere, so sind wir weniger angreifbar von außen.

Eine sensible Haut erkennt man daran, dass sie oft irritiert ist. Sie neigt zu Rötungen und Trockenheit und reagiert oft empfindlich auf verschiedene Einflüsse. Sie verträgt weder viele Wirkstoffe noch Konservierungsstoffe und Duftstoffe, wie sie in herkömmlichen Kosmetika enthalten sind.

Achte auch auf die Auswahl deiner Lebensmittel, meide Zitrusfrüchte! Beobachte, wie deine Haut reagiert, wenn du unterschiedliche Lebensmittel zu dir nimmst.

Achte ebenfalls auf Waschmittel und Spülmittel.

Wasche neue Kleidung unbedingt vor dem Tragen.

Eine empfindliche Haut kannst du dir auch erwerben, und zwar durch falsches Reinigungsverhalten. Ständiges Waschen, Duschen und Baden mit aggressiven Waschgelen, Duschgelen oder anderen austrocknenden Mitteln wie den bekannten Pickelkillern und Präparaten, die viel austrocknenden Alkohol enthalten, kann die Hautbarriere zerstören. Durch die ständigen viel zu scharfen Reinigungsvorgänge wird der Hydrolipidfilm der Haut zwangsläufig zerstört.

Der Hydrolipidfilm dient der Haut unter anderem als Schutz vor transepidermalem Wasserverlust, also vor Austrocknung. Je intensiver die Waschvorgänge, desto länger ist die Haut damit beschäftigt, diesen wieder aufzubauen, was sie mit der Zeit aber nicht mehr bewältigen kann. So kommt es dann, dass sogar eine ursprünglich fettige Haut mit Dauer und Häufigkeit der Wasch- und Austrocknungsvorgänge immer trockener und sensibler wird.

Viele Personen mit einer sensiblen Haut greifen nach einer langen Zeit des Experimentierens mit herkömmlichen Kosmetika zu Pharma-

Kosmetika aus der Apotheke, da sie annehmen, es gebe keine andere Pflege, die für ihre sensible Haut geeignet sei.

Dies ist ein Irrglaube, denn häufig ist die sensible Haut gerade erst durch den Kontakt mit herkömmlichen Kosmetika und deren Inhaltsstoffen wie chemischen Konservierungs- und Parfümstoffen entstanden.

Eine Allergie entsteht umso leichter, je körperfremder der Stoff ist, der aufgetragen wird. Meist ist es nicht der pflanzliche Bestandteil einer Creme, auf den man reagiert, sondern chemische Konservierung und Beduftung. Es gilt deshalb, bewusst auf alle allzu stark körperfremden Inhaltsstoffe zu verzichten und möglichst allergenfreie Produkte zu verwenden. Dieses Metier beherrscht die Naturkosmetik auch ohne Paraffine und Silikon. In deren Produkten für sensible Haut wird bewusst auf Inhaltsstoffe verzichtet, die irritierend wirken könnten, wie ätherische Öle oder Pflanzenauszüge von stark allergieauslösenden Pflanzen. Dies ist auf alle Fälle die bessere Alternative als die Verwendung von „verträglichen" Pharma-Cremes aus der Apotheke, die Silikonöle oder Paraffinöle als Basis haben. Denn hier begibt man sich wieder in einen Teufelskreis, da selbige Öle wiederum die hauteigene Lipidbarriere verdrängen, die ja zum Schutz der Haut dienen soll.

Ein Abhängigkeitsverhältnis von den jeweiligen Cremes kommt zwar dem Hersteller entgegen, sollte aber tunlichst vermieden werden. Zur Gesundung der Haut sollte man eher die hauteigene Stabilität wieder versuchen aufzubauen. Dies ist meiner Ansicht nach nur mit natürlichen Fetten und Ölen möglich, da diese Bestandteil unseres Hydrolipidfilms sind. Ich habe zumindest noch nie gehört, dass Silikon oder Paraffin Bestandteile der Lipidbarriere der menschlichen Haut wären.

Folglich ist die Pflege mit Silikon oder Paraffin als Fettbasis geradezu als Bekämpfung von Symptomen und nicht von Ursachen anzusehen, was aber, wie vorhin schon erwähnt, natürlich für die

Kosmetikhersteller wesentlich attraktiver ist, da das eigentliche Hautproblem so nie ausgeheilt wird und eine Abhängigkeit von der „Paraffincreme" entsteht.

Diese Tatsache macht die Umstellung von Paraffin- oder Silikoncremes auf natürliche Produkte auch so schwer durchhaltbar. Und dennoch lohnt sie sich. Nimm anfänglich am besten reichhaltigere Naturkosmetik-Cremes, da die Naturöle, auf denen die Naturkosmetikhersteller ihre Cremes aufbauen, in die Haut einziehen können, was zunächst einmal das Gefühl schürt, dass die Haut nach der Umstellung zu trocken sei.

Mit der Zeit lässt dieses Trockenheitsgefühl aber wieder nach.

Vermeide auch bei diesem Hauttyp jeden überflüssigen Reinigungsvorgang. Nimm vor allem nur milde und rückfettende Reinigungsprodukte. Waschgele sind hier, bis auf Ausnahmen bei starker Verschmutzung der Haut, tabu, wie bereits bei der trockenen Haut erklärt. Auch dieser Hauttyp sollte aufgrund der Empfindlichkeit nicht mit all den bereits beschriebenen Substanzen wie chemischen Konservierungsstoffen oder Parfümstoffen (wie sie in den meisten herkömmlichen Kosmetika enthalten sind) belastet werden, da diese die trockene, empfindliche Haut zu sehr reizen könnten.

Wenn du hie und da ein Pickelchen vorfindest, benutze bitte nur lokal ein Gesichtstonikum mit Alkohol oder flächig ein Gesichtswasser, aber ohne Alkohol, da auch dieser die Haut zu stark austrocknen kann. Bitte reinige aus oben genannten Gründen auch nie das komplette Gesicht mit alkoholhaltigen Gesichtswässern ab!

Wenn deine Haut sehr empfindlich ist, dann verzichte bitte auf Peelings jeglicher Art.

Wenn sie gelegentlich ein Peeling verträgt, dann solltest du nur naturkosmetische Peelings zum Beispiel mit Jojobakügelchen benutzen, da diese die Haut nicht verletzen. Dies sollte aber eher die Ausnahme als die Regel sein.

Für die empfindliche Haut gilt: Vorsicht bei der Verwendung von „Anti-Aging"-Zusätzen in den Pflegeprodukten, da sich hier potenzielle Allergieauslöser befinden können! Eine empfindliche, trockene Haut sollte deshalb auf allzu viele Wirkstoffe verzichten. Entzündungshemmende und beruhigende Wirkstoffe sind in Akutzuständen: Ringelblume, Kamille, Aloe vera, Panthenol, Allantoin, Zink.

Ein Feuchtigkeitsspender kann als Zusatzpflege unter der Creme als Anwendung sinnvoll sein. Wenn die Haut aber gerade stark irritiert ist, würde ich anfänglich darauf verzichten, da die Haut sonst zu stark aufquillt, sich Bakterien dadurch besser vermehren und die Entzündungen deshalb schlechter abheilen.

Geeignet sind bei einer zu Entzündlichkeiten neigenden Haut Wirkstoffe in Gelform wie Aloe, Manuka etc.

Es ist ebenso möglich, statt der Nachtpflege ein Öl zu verwenden. Mandelöl eignet sich zur Pflege, Avocadoöl zur Regeneration. Bei empfindlicher oder entzündlicher Haut eignen sich auch sehr gut Cremes auf Jojoba- oder Sheabutter-Basis oder mit Bienenwachs oder Lanolin.

Als ergänzende Pflege kannst du gelegentlich eine beruhigende und entspannende Packung auftragen, allerdings besser nicht in einer akut entzündlichen Phase. Für akut entzündliche Phasen und Stellen kannst du lokal naturkosmetische Zinksalben auftragen, denn Zink wirkt beruhigend und entzündungshemmend.

Für den Augenbereich wähle bitte eine milde und gut verträgliche Augenpflege.

Mit der Körperpflege bei empfindlicher Haut verfährst du auf ähnliche Weise.

Vermeide gerade bei diesem Hauttyp unbedingt zu häufiges Baden oder Duschen, und creme dich danach immer ein.

Zum Baden nimm bitte nur rückfettende Badezusätze wie zum Beispiel Milchbäder, Ölbäder oder Cremebäder. Alle anderen Arten von

Badezusätzen solltest du vermeiden. Meersalzbäder können auch im Falle einer Neurodermitishaut noch empfehlenswert sein. Wenn die Haut aber gerade viele offene Stellen aufweist, würde ich Meersalzbäder vorübergehend meiden.

Wie schon bei der trockenen Haut sollte auch bei der empfindlichen Körperhaut nur selten gepeelt werden. Wenn die Haut sehr irritiert ist, solltest du bitte gänzlich auf Peelings verzichten.

Zur Körperpflege sind reizfreie Produkte zum Beispiel auf Basis von Sheabutter oder Jojoba geeignet.

4. Spezialratgeber zur Pflege der jungen unreinen Haut

Bevor wir uns Gedanken über die Pflege der jungen unreinen Haut machen, klären wir doch vorab erst einmal: Was ist eine junge unreine Haut, wie fühlt sie sich an, wie sieht sie aus, und wodurch wird sie verursacht?

Grundsätzlich kann eine unreine Haut schon anlagebedingt vorhanden sein, wir bekommen sie schon familiär bedingt mit auf unseren Weg. Die junge Haut wird, ohne dass sie vorher Probleme gezeigt hätte, im Laufe der Pubertät durch hormonelle Schwankungen aus dem Gleichgewicht gebracht. Es zeigt sich dann häufig Fettglanz auf der Haut, und es entstehen Mitesser, Papeln und Pusteln. Dies geht häufig noch einher mit einer starken Hyperkeratose (Überverhornung der Haut). Aber nicht immer muss eine unreine Haut glänzend oder fettig sein. Sie kann ebenso auch matt erscheinen und durch Talgzysten, Papeln und Pusteln gekennzeichnet sein. Bei diesem Erscheinungstyp der unreinen Haut fehlt vor allem Feuchtigkeit.

Aus der jungen unreinen Haut kann sich eine mehr oder minder starke Akne entwickeln, wobei junge Männer hier häufiger an den schwereren Akneformen leiden als junge Frauen.

Achtung, dies ist ein wichtiger Ratschlag an dich, falls du zu den Betroffenen gehörst: Bitte drücke dir nicht selbst im Gesicht herum und greife auch nicht ständig in dein Gesicht. Die Epidermis ist zum einen dünner, als du denkst, deshalb kann Kratzen und Herumdrücken zu Narbenbildung führen. Außerdem bringst du, wenn du dir ständig ins Gesicht greifst, immer wieder neuen Schmutz und Bakterien an Ort und Stelle, woraus sich dann sogleich die nächsten Entzündungen bilden.

Aus psychologischer Sicht wäre es wichtig, die Haut in ihrem Zustand zu ignorieren und mit innerer Ruhe auf Besserung zu warten. Je mehr du dich in deine „schlimme Haut" hineinsteigerst, desto schlimmer wird sie auch.

Besondere Aufmerksamkeit musst du deshalb vor allem der Reinigung der Haut widmen, um die Vermehrung der Bakterien und somit die Infektionsherde zu verringern.

Die medizinischen Behandlungsmöglichkeiten:

Manche Mediziner verschreiben lokal aufzutragende oder einzunehmende Antibiotika. Diese unterbrechen für kurze Zeit die Entzündungsprozesse, sind aber zur Einnahme auf längere Zeit nicht zu empfehlen, da sie die Ursache der Akne nicht beseitigen, sondern im Gegenteil nur die Antibiotikaresistenzen fördern.

Weitere Möglichkeiten der Medizin sind die Peroxide, meist in lokal aufzutragenden Salben zu finden, die kurzfristig das Hautbild verbessern können, langfristig die Haut aber auch stark austrocknen und sogar Wäsche bleichen können. Meiner Ansicht ist dieser Austrocknungsvorgang allzu intensiv, und auf lange Sicht kann er auch dauerhaft schädigend wirken.

Andere Mediziner arbeiten eher mit Fruchtsäuren, die, wenn man sie vorsichtig und kurzfristig anwendet, nicht so starke Nebenwirkungen zeigen. Bei schwersten Fällen von Akne verschreiben Dermatologen Vitamin-A-Säure-Präparate zum Einnehmen oder auch zum Auftragen.

Innerlich angewandt wirkt diese auf die Talgdrüsen und führt nach einigen Monaten der Einnahme zu deren Beruhigung und zur Verminderung der Talgproduktion. Um hierbei Rückfälle zu vermeiden, ist auf die richtige Dosierung und Einnahmezeit zu achten.

Dieses Präparat hat aber auch eine ganze Reihe von Nebenwirkungen. Es kommt während der Einnahme unter anderem zu einer starken Austrocknung der Schleimhäute und bei jugendlichen Patienten durch die Schließung der Epiphysenfugen zur Beendigung des Wachstums. Ebenso wird diskutiert, ob ein Zusammenhang zwischen der Einnahme von Isotretinoin und Depressionen besteht. Deshalb sollte man dieses Präparat auch nur in schwersten Fällen von Akne einnehmen.

Achte bitte bei Akne besonders auf deine Ernährung, auch wenn einige Ärzte nach wie vor behaupten, dass Ernährung bei Akne keine Rolle spiele, sondern nur hormonell bedingt sei.

Unsere Ernährung wirkt aber eindeutig auf unser Hormonsystem und ist somit ein wichtiger Faktor, der bei Akne zu beachten ist!

Der erste Verursacher hormoneller Schwankungen ist die vermehrte Aktivität der Hormondrüsen in der Pubertät. *Folge: Akne!*

Der zweite Verursacher hormoneller Schwankungen ist die Empfängnisverhütung bei Frauen, die Einnahme oder das Absetzen der Pille oder die Hormonspirale. *Folge: Akne!*

Der dritte Verursacher hormoneller Schwankungen ist die Ernährung. Durch zu hohen Konsum hochglykämischer Kohlenhydrate – also Zucker – muss der Körper Insulin ausschütten, ein *Hormon,* das für den Transport des Zuckers in die Körperzelle zuständig ist. Zuckerüberschuss wird in Fett umgewandelt und in die Fettzellen eingelagert. Du siehst also, bei der Ernährung wird sehr wohl in den hormonellen Haushalt des Körpers eingegriffen! *Folge: Akne!*

Der vierte Verursacher hormoneller Schwankungen können polyzystische Ovarien oder andere hormonproduzierende Tumoren im

Körper sein. Auch so kann ein hormonelles Ungleichgewicht entstehen. *Folge: Akne!*

Der fünfte Verursacher hormoneller Schwankungen ist Stress. Bei Stress, besonders negativem Stress, schüttet der Körper über das Nebennierenmark Adrenalin (ebenfalls ein Hormon) aus bzw. Cortison über die Nebennierenrinde. Das hormonelle Gleichgewicht ist auch hier gefährdet. Zudem wird damit unser Immunsystem geschwächt. *Folge: Akne!*

Der sechste Verursacher hormoneller Schwankungen sind die Wechseljahre, denn durch die nachlassende Hormonproduktion wird wiederum unser hormonelles Gleichgewicht beeinträchtigt. *Folge: Akne!*

Der siebte und letzte Verursacher hormoneller Schwankungen sind die Umweltgifte. Vor allem die Inhaltsstoffe in Kosmetika, Plastikflaschen und Lebensmitteln mit hormoneller Wirkung und, nicht zu vergessen, die Hormone im Trinkwasser, durch die Einnahme der Pille verursacht etc. *Folge: Akne!*

Es gibt Bevölkerungen, bei denen man keine Akne kennt. Deren Ernährung unterscheidet sich aber wesentlich von der Ernährungsweise unserer heutigen Industrieländer. Unsere Ernährung hat sich in den letzten Jahrzehnten sehr stark verändert.

Vor allem hochglykämische Kohlenhydrate wie Zucker, Zuckeraustauschstoffe oder weißes Mehl werden massenweise konsumiert. Dazu kommen noch gehärtete Fette, die in Chips, Pommes, Margarine, Schokolade etc. zu finden sind.

Der massenhafte Genuss der Kohlenhydrate lässt den Insulinspiegel im Blut sehr stark ansteigen, was zum einen das Ansteigen von Diabetes erklärt, aber zum anderen auch, wie bereits beschrieben, Auswirkungen auf den gesamten Hormonspiegel im Körper hat.

Dies erklärt wiederum, warum die Einnahme der Pille (eines Hormonpräparates zur Empfängnisverhütung) als Gegenmaßnahme die Akne manchmal wieder zum Rückgang bringen kann, denn durch dieses Hormonpräparat wird ja eine Schwangerschaft vorgetäuscht, was den Körper auf eine andere körperliche Situation einstellt, nämlich auf die Speicherung der Stoffe für Mutter und Kind, was mit hoher Wahrscheinlichkeit auch die Speicherung von Gift- und Schlackenstoffen mit sich bringt.

Allerdings sollte man sich hier auf alle Fälle bewusst sein, dass die Einnahme der Pille die Akne nicht beseitigt, sondern nur während der Einnahmezeit unterdrückt. Beim Absetzen kommt sie dann meist umso stärker zum Ausbruch.

Welche anderen Ursachen kommen für die Entstehung von Akne in Frage?

Die Haut ist ein Ausscheidungsorgan, und je mehr Müll ich esse, desto mehr Müll scheidet der Körper aus. Dies gelingt ihm durch Entzündungsreaktionen, bei denen körpereigene Fresszellen sich die nicht erwünschten Stoffe erst einverleiben, um dann später mit dem Stoff zusammen als Eiterbläschen auf der Haut ausgeschieden zu werden.

Wenn diese Ausscheidungsfunktion des Körpers und der Haut durch Hormone wie etwa die Pille für längere Zeit unterdrückt wird, so ist es verständlich, wenn der Körper umso stärkere Akne ausbildet, nachdem diese abgesetzt werden, was erfahrungsgemäß immer der Fall ist.

Stelle dir einmal vor, was für ein Müllberg sich ansammelt, wenn für Jahre oder Jahrzehnte nichts abtransportiert und entsorgt wird.

Verwunderlich ist dann auch nicht mehr, wenn im Körper Krank heiten wie im schlimmsten Fall Krebs entstehen.

Klar, die Mülldeponie war voll, es hätte zwischendurch mal etwas abtransportiert und auch weniger Müll zugeführt werden müssen.

Manches Mal spielen auch Erkrankungen des Magen-Darm-Trakts eine Rolle. Stärke also bei Akne unbedingt deinen Verdauungstrakt!

Die Wurzel Yacon stärkt den Darm und die Darmflora. Auch können zum Beispiel Enzympräparate mit Bromelain oder Papain hilfreich sein. Auch die kurzfristige Einnahme von Zink kann helfen, dass die

Entzündungen zurückgehen. Kläre eine Behandlung mit einem guten Heilpraktiker ab.

Achte ferner auch auf alle anderen möglichen Unverträglichkeiten, zum Beispiel gegen Gewürze, Obst (das gespritzt, gewachst oder mit Pestiziden verunreinigt sein könnte), geschwefeltes Trockenobst (das ebenso Unreinheiten verursachen kann), Nüsse etc.

Prüfe auch deine hormonelle Situation – gerade im Zusammenhang mit der Verhütungsmethode (Pille, Hormonspirale, Hormonpflaster).

Die Behandlung der Akne kann sich längere Zeit hinziehen, bis sich die körperliche Situation wieder beruhigt hat. Bitte habe dabei Geduld.

Lasse dir regelmäßig von einer guten Kosmetikerin die Haut ausreinigen.

Dies verhindert, dass immer tiefere Entzündungen entstehen und entstellende Narben zurückbleiben.

Und ändere unbedingt etwas an deiner Ernährung, an deiner Lebensweise, an deiner Pflege.

Zur Reinigung der eher öligen Akneform nimm bitte eine milde, naturkosmetische Reinigungsmilch. Nur bei starker Verschmutzung ist ein mildes naturkosmetisches Waschgel erlaubt. Auch bei der trockenen Akne ist die Verwendung einer Reinigungsmilch mit gezielt eingesetzten Wirkstoffen, die die Haut beruhigen, desinfizieren und adstringierenden, ratsam, wie etwa Salbei, Manuka, Hamamelis, Lavendel … Hier sind nur in Ausnahmefällen milde Waschgele erlaubt, am besten nur im Sommer, beispielsweise bei starkem Schwitzen oder bei stark verunreinigter Haut. *Besonders empfehlenswert ist vor allem bei der unreinen Haut, ein Gesichtswasser zu verwenden.* Vor allem, wenn du die Haut tagsüber mit einem Make-up abdeckst, ist die gründliche Nachreinigung mit einem Tonic zu empfehlen, da sonst immer kleine Schmutzpartikelchen auf der Haut zurückbleiben, die wieder die Grundlage für die nächsten Pickelchen bilden. Nach der Ausreinigung der Haut darfst du punktuell auch ein Gesichtswasser mit Alkohol auf die betroffenen Stellen auftragen. Generell wirken sich in Pflegeprodukten für unreine Haut Inhaltsstoffe wie Hamamelis, Eichenrindenextrakt, Propolis, Salbei, Lavendel, Melisse oder Manuka sehr positiv aus, da sie entzündungshemmende und beruhigende Eigenschaften besitzen. Auch diese sind in Absprache mit einer fachkundigen Kosmetikerin gezielt und kurzfristig einzusetzen.

Die Anwendung von Peelings ist bei diesem Hauttyp zu Beginn der Behandlung möglich, denn diese können die Überverhornung der Haut bei Akne primär zum Positiven beeinflussen. Dann aber sollte man zu einer natürlichen und hautfreundlichen Hautpflege übergehen, um die Haut wieder in ihren ursprünglichen und stabilen Zustand zu versetzen. Denn dann ist es ihr selbst wieder möglich, eine Barriere aufzubauen und zu erhalten, die selbst in der Lage ist, sich gegen äußere Einflüsse abzugrenzen und durch eine intakte Hautflora krankmachende Mikroorganismen abzuwehren. Die Hautpflege ist hier ebenso unbedingt aus dem naturkosmetischen Bereich oder aus medizinischen Konzepten mit Naturbasis zu wählen, da diese das Hautbild oft schon so stark verbessern, dass keine weiteren medizinischen Maßnahmen mehr erforderlich sind. Allerdings ist dazu etwas Geduld vonnöten.

Abraten möchte ich an dieser Stelle vor allem vor der jahrelangen Anwendung hochprozentiger Fruchtsäurepeelings. Es sollte logisch nachvollziehbar sein, dass gerade eine Haut, deren Schutzfilm bereits geschädigt ist, deren Abwehr nicht intakt ist und die durch Entzündlichkeiten und Rötungen gekennzeichnet ist, mit Sicherheit keine monate- bzw. jahrelangen Eingriffe durch starke Fruchtsäuren verträgt, die zu Verätzungen führen können.

Sinnvoller sind in diesem Fall Maßnahmen zur Stabilisierung der Hautbarriere, um die eigene Abwehr zu stärken und der Haut selbst die Möglichkeit zu geben, sich aus eigenem Impuls heraus zu regenerieren.

Zur Beseitigung von Narben werden heute auch häufig als medizinische oder auch kosmetische Maßnahme Microdermabrasionen eingesetzt.

Hier gilt meiner Ansicht nach dasselbe wie für Fruchtsäurepeelings. Kurzfristig und vorsichtig eingesetzt, sind Microdermabrasionen bei einer stark verhornten Haut akzeptabel; eine längerfristige Anwendung birgt aber die gleichen Gefahren einer Schädigung der Haut oder, genauer, des Hydrolipidfilms. Wenn man davon ausgeht, dass unserer Haut im Laufe ihres Lebens ein gewisses Zellteilungskapital zusteht, so kann man auch nachvollziehen, dass Maßnahmen, die diese Zellteilung beschleunigen und das Kapital vorzeitig aufbrauchen, wie zum Beispiel Fruchtsäurepeelings und Microdermabrasionen, einen verfrühten Alterungsprozess nach sich ziehen. Und wer will in der heutigen Zeit schon schneller altern?

Bei der öligen Akneform empfehle ich dir zur Tages- und Nachtpflege die Verwendung einer Gesichtsmilch oder eines leichten Fluids. Die Nachtpflege kann hier zu Beginn kurzfristig einen geringen Anteil an Fruchtsäure enthalten. Bei der trockenen Akneform nimm bitte eine etwas reichhaltigere Gesichtsmilch zur Tagespflege und vielleicht gelegentlich auch ein pflegendes Öl zur Nachtpflege.

Ja, du hast richtig gehört: Öl bei Akne. Ich weiß, dass die Pflegeanleitungen bei einer Aknehaut immer eine nahezu ölfreie Pflege zusammen mit intensiv austrocknenden Reinigungsmitteln empfehlen.

Aber ich habe bisher in meiner Laufbahn noch nie schlechte Erfahrungen mit der Anwendung von Öl bei Aknehaut gemacht – im Gegenteil. Bedenken habe ich hier nur bei der Verwendung von synthetischen Ölen und Mineralölparaffinen.

Mit gezielt eingesetzten, beruhigenden Zusätzen kombiniert wie etwa Lavendel, Manuka oder Aloe vera, entfalten natürliche Öle wie zum Beispiel Öl aus dem schwarzen Sesam bei Akne sehr positive Wirkung, denn die Haut wird durch die Behandlung feinporiger und ruhiger.

Öl sollte allerdings, vor allem bei der trockenen Akneform, mit einem Feuchtigkeitsspender kombiniert werden, und zwar abermals Gelen wie Aloe vera oder Manuka, die sich zusätzlich positiv auf die Entzündungsprozesse auswirken.

Weitere positive Wirkstoffe bei unreiner Haut sind Minze, Salbei, Lavendel, Calendula, Kamille, Milchsäure, Zink etc.

Als Ergänzung kannst du gelegentlich, also ein- bis zweimal pro Woche, eine Packung auftragen, die der Befeuchtung, Talgregulierung, der Beruhigung der Haut und der persönlichen Entspannung dienen soll.

Für den Augenbereich wählst du eine Augenpflege, deren Reichhaltigkeit sich nach den persönlichen Bedürfnissen richten soll. Dies kann bei der öligen Akneform ein Gel sein, bei der trockenen Akneform eher eine Creme.

Mit der Körperpflege der jungen unreinen Haut verfahren wir auf ähnliche Weise.

Das Reinigungsverhalten ist gerade hier von besonderer Bedeutung, um zu vermeiden, dass weitere Entzündungen entstehen. Badezusätze und Duschgele mit Wirkstoffen wie Lavendel oder Kamille lassen Entzündungen schneller abheilen.

Auch die Körperpflegeprodukte können diese Wirkstoffe enthalten.

Befinden sich die Unreinheiten auch an Rücken und Dekolleté, dann sind anfänglich auch Körperpeelings ratsam. Wenn die Haut sehr entzündlich ist, solltest du hier bitte nicht peelen oder zumindest mit der nötigen Vorsicht.

Ferner gibt es auch Wirkstoffcremes für Akne am Körper, also zum Beispiel am Dekolleté oder am Rücken. Diese beruhigen die Haut und bringen schnellere Linderung an den betroffenen Stellen. Anzuwenden sind sie zu Beginn täglich, nach einsetzender Besserung kannst du auf eine wirkstoffarme Körperpflege übergehen.

5. Spezialratgeber zur Pflege der reiferen unreinen Haut

Definition:

Bevor wir uns Gedanken über die Pflege der reiferen unreinen Haut machen, definieren wir doch erst einmal: Was ist eine reifere unreine Haut, wie fühlt sie sich an, wie sieht sie aus, und wodurch wird sie verursacht?

Grundsätzlich kann eine unreine Haut schon anlagebedingt vorhanden sein, wir bekamen diese Anlage über unsere Vorfahren schon mit auf unseren Weg. Die reifere Aknehaut ist deshalb oft schon als junge Haut unrein gewesen und hat sich langsam, im Laufe der Jahre, gebessert. Möglich ist aber auch, dass hormonelle Störungen, wie nach Einnahme und Absetzen der Pille oder andere Arten hormoneller Verhütung, nach dem Einsetzen der Wechseljahre und meiner Ansicht nach auch durch belastende Stoffe in Kosmetika und durch andere Umweltgifte zu akneähnlichen Reaktionen der Haut führen – siehe dazu meine vorherigen Beschreibungen der Inhaltsstoffe mit Hormonwirkung (Parabene, Phthalate, chemische Lichtschutzfilter etc.). Aber auch unser Trinkwasser ist heutzutage durch die weitgehend verbreitete Einnahme der Pille mit Hormonen belastet (Hormone werden in den Klärwerken nicht aus dem Trinkwasser herausgefiltert). Auch wird im Zusammenhang mit hormoneller Belastung des Trinkwassers die immer weiter verbreitete Unfruchtbarkeit von Männern diskutiert.

Im Unterschied zur jungen geht bei der reiferen Haut Akne oft mit Trockenheit einher, eine Behandlung mit Waschgelen oder den üblichen Pickelkillern ist deshalb hier nicht anzuraten.

Häufig kommt noch psychischer Stress als verstärkender Auslöser hinzu, und so gedeihen Mitesser, Papeln und entzündliche Pusteln.

Bei Stress schüttet unser Körper Adrenalin und Cortison aus, Stresshormone, die wiederum Entzündungsreaktionen der Haut auslösen können und das Immunsystem schwächen.

Oft zeigen sich diese Erscheinungen gerade an den Gesichtskanten und Kanten des Unterkiefers und ziehen sich oft noch über den Hals und manches Mal auch das Dekolleté hinweg.

Wichtig ist bei dieser Akneform vor allem, Stress zu vermeiden, ein ausgewogener Speiseplan und ausreichend Ruhephasen.

Diese Form der Akne ist eindeutig schwerer behandelbar als die jugendliche Akne, da zumindest aus medizinischer Sicht meist keine eindeutig klärbare Ursache vorliegt.

Deshalb ist es umso wichtiger, eine konsequente, den Körper nicht belastende Pflege auszuwählen, und zwar unbedingt aus dem naturkosmetischen Bereich.

Und Achtung, bitte denke daran, dass auch hierbei gilt: Finger aus dem Gesicht, nicht kratzen und nicht an unreifen Papeln herumdrücken! Die Epidermis ist dünner, als du denkst, deshalb kann Kratzen und Herumdrücken zu Narbenbildung führen.

Lies hierzu bitte unbedingt noch meine Ausführungen über die junge unreine Haut und beachte, dass verschiedene dort aufgeführte Argumente auch für die reifere Haut in Betracht gezogen werden sollten.

Achte auf alle Fälle besonders auf deine Ernährung.

Vermeide den Konsum von allzu viel tierischen Produkten wie Fleisch, Fisch oder Milchpräparaten. Auch Letztere können maßgeblich an der Ausbildung von Akne beteiligt sein. Mäßigkeit ist auch hier gefragt.

Achte auch auf alle anderen Arten von möglichen Unverträglichkeiten, zum Beispiel gegen Gewürze, Obst (das gespritzt sein könnte), geschwefeltes Trockenobst (das ebenso Unreinheiten verursachen kann), Nüsse etc.

Führe ein- bis zweimal im Jahr eine Entschlackungskur durch.

(Siehe auch „Spezialratgeber zur Pflege der verschlackten Haut“.)

Lasse eventuell deine hormonelle Situation auch im Zusammenhang mit der Verhütungsmethode überprüfen.

Bei Akne, deren Ursache in der hormonellen Umstellungsphase der Wechseljahre liegt, kann die zusätzliche Einnahme von Rotkleekapseln sinnvoll sein. Die darin enthaltenen Isoflavone unterstützen sanft und auf natürliche Weise die Hormonumstellung während der Menopause.

Auch Soja hat hormonähnliche, genauer: östrogene Wirkung und kann hier eventuell als Nahrung und Nahrungsergänzung empfohlen werden. Besprich dies mit einer guten Naturkosmetikerin oder einem Heilpraktiker. Ob als Tofu, als Milch oder als Sojaschnitzel tut es hier seine Wirkung. Möglich ist auch die Einnahme von Hopfen – zum Beispiel als Tee oder Bier –, dem ebenfalls östrogene Wirkung zugesprochen wird.

Die Behandlung der Akne kann sich längere Zeit hinziehen, bis sich die hormonelle Situation und vielleicht auch die persönliche Situation wieder beruhigt hat. Bitte habe dabei die nötige Geduld.

Lasse dir regelmäßig von einer guten Kosmetikerin die Haut ausreinigen.

Dies verhindert, dass immer tiefere Entzündungen entstehen.

Auch bei der Spätakne kommt der Reinigung der Haut besondere Bedeutung zu. Verwende gezielt und zur kurzfristigen Beruhigung Reinigungs- und Pflegeprodukte mit beruhigenden, desinfizierenden und adstringierenden Inhaltsstoffen, wie zum Beispiel Salbei, Manuka, Hamamelis, Lavendel oder Propolis. Ratsam ist hier wie auch bei der jugendlichen unreinen Haut die Verwendung eines alkoholfreien Gesichtswassers.

Die gelegentliche Anwendung eines Peelings ist möglich, aber nicht zwingend. Ist die Haut sehr entzündlich, empfiehlt es sich eher, darauf zu verzichten.

Hier habe ich die Erfahrung gemacht, dass Fruchtsäurebehandlungen bei einer reifen Haut nicht anzuraten sind, im Gegenteil. Nach meiner Erfahrung wird das Hautbild bei Spätakne durch Fruchtsäurepeelings mit Glycolsäure in keiner Weise verbessert, im Gegenteil wird die hauteigene Barriere geschwächt und die Haut zu stark und nachhaltig ausgetrocknet, sodass zum Teil ein verfrühter Alterungsprozess einsetzt.

Bei der Spätakne empfehle ich zur Pflege die Verwendung einer Gesichtsmilch oder eines leichten Fluids. Im Winter kann auch ein reichhaltigeres Fluid, eine Creme oder auch ein pflegendes Öl zur Nachtpflege verwendet werden.

Beruhigende oder talgregulierende Zusätze sind hier zum kurzfristigen Einsatz gefragt, wie zum Beispiel Lavendel, Milchsäure, Manuka, Minze, Aloe vera, Kamille, Calendula, Panthenol, Allantoin ... aber auch Holunder zeigt bei Akne positive Wirkung.

Als ergänzende Pflege darfst du circa ein- bis zweimal pro Woche eine Packung auftragen, die der Befeuchtung und vor allem der Beruhigung der Haut und der persönlichen Entspannung dienen soll.

Für den Augenbereich wählst du am besten eine Augenpflege, deren Reichhaltigkeit sich nach deinen persönlichen Bedürfnissen richtet. Das kann im Sommer ein Gel sein, im Winter eher eine Creme.

Mit der Körperpflege bei reifer Aknehaut verfahren wir auf ähnliche Weise.

Das Reinigungsverhalten ist hier von großer Bedeutung, um Entzündungen zu vermeiden.

Vermeide auch hier zu häufiges und zu heißes Baden, das schädlich für die Bindegewebe ist und außerdem die Haut zu stark austrocknet. (Die reifere Aknehaut neigt ohnehin schon meistens zu Trockenheit.)

Dasselbe gilt auch für zu häufiges Duschen. Creme dich nach dem Baden oder Duschen mit einer leichten Körperpflege oder einem Öl ein.

Möglich sind Badezusätze, Duschgele und Körperpflegeprodukte mit Inhaltsstoffen wie Lavendel oder Kamille etc.

Auch ein Körperpeeling kannst du gelegentlich durchführen, also circa ein- oder zweimal im Monat. Wenn die Haut sehr entzündlich ist, solltest du bitte nicht oder nur sehr vorsichtig peelen.

Besonders gut tut ein Peeling in der Regel nach dem Urlaub an der Sonne, da die Haut durch die Sonne verdickt ist und durch das Peeling wieder die Durchblutung angekurbelt wird. Manchmal ist es auch so, dass die Lichtschwiele, die die Haut an der Sonne zu ihrem Schutz ausbildet, den Hautzustand wieder verschlimmert, in diesem Fall ist ein Peeling unumgänglich.

Auch die Anwendung von wirkstoffhaltigen Cremes ist hier vorübergehend denkbar.

6. Spezialratgeber zur Pflege der reifen Haut

Definition:

Bevor wir uns Gedanken über die Pflege der reifen Haut machen, definieren wir doch erst einmal: Was ist eine reife Haut, wie fühlt sie sich an, wie sieht sie aus, und wodurch wird sie verursacht?

Die Haut ist, wie unser gesamter Körper, einem Alterungsprozess unterworfen. Dieser verläuft von Mensch zu Mensch unterschiedlich, je nach genetischer Veranlagung und Lebensweise (wozu Faktoren gehören wie Ernährung, Stress, persönliche Einstellung zum Leben, Verhalten an der Sonne, Genussgifte, Pflege etc.).

Früher oder später bemerken wir, dass die Spannkraft und Elastizität der Haut nachlässt, die Talgbildung zurückgeht, die Haut also auch immer trockener wird. Mimikfältchen entstehen und werden im Laufe der Jahre immer einschneidender, der Stoffwechsel verlangsamt sich und somit auch die Versorgung der Haut mit Nährstoffen.

Wie kann man diesen Alterungsprozess auf natürliche Weise so weit wie möglich verlangsamen?

Wichtig ist auf alle Fälle eine gesunde, ausgewogene Ernährung mit natürlichen und unbelasteten Lebensmitteln. Je weniger wir unserem Körper an Schadstoffen zumuten, desto weniger hat er mit Reparaturvorgängen und Entschlackung zu schaffen.

Ausreichend Bewegung an der frischen Luft und etwas Zeit an der wärmenden Sonne sind ebenso wesentliche Faktoren für die Gesundheit unserer Haut und unseres Körpers.

Ein sehr einfaches Anti-Aging-Mittel ist ein ausreichendes und regelmäßiges Schlafpensum, denn im Schlaf – besonders im Tiefschlaf – schüttet der Körper ein Hormon aus (somatotropes Hormon oder HGH), das sogenannte Wachstumshormon, das Reparatur- und Verjüngungsprozesse in Gang bringt. Wenn du dir ab und an etwas Ruhe gönnst, Zeit für dich und deine Hobbys nimmst, schaffst du dir ein positives Lebensklima, in dem du wieder Kräfte auftanken und dich positiv einstimmen kannst.

Und dann ist da ja noch die Pflege der Haut, mit der du, wenn du die richtigen Pflegeprodukte auswählst, die Haut auch von außen unterstützen kannst, um den Alterungsprozess zu verlangsamen.

Dabei ist es aber von Bedeutung, vor allem eine konsequente Hautpflege durchzuführen, damit du ein sichtbares Ergebnis erzielst.

Oft werden als Anti-Aging-Maßnahme Fruchtsäurepeelings empfohlen, um die Regeneration der Haut über die Zellneuproduktion an der Basalzellschicht anzukurbeln.

Ich persönlich sehe diese Anwendungen von Fruchtsäure bei einer reiferen Haut eher zwiespältig, wenn nicht nachteilig.

Fruchtsäure regt zwar die Haut zur Zellneubildung an, greift aber durch die ständige Verätzung auch in die Talgproduktion und die Zusammensetzung unserer Hautflora ein, was zur Folge hat, dass die Haut mit der Zeit immer trockener und anfälliger wird. Eine trockene Haut – wie wir wissen – altert wiederum wieder schneller.

Hier beißt sich die Katze also in den Schwanz.

Die Auswahl der Produkte empfehle ich nach dem Grundhauttyp auszuwählen.

Ist die reife Haut etwa früher eine Aknehaut gewesen, kann sie vorübergehend nach wie vor Wirkstoffe wie Salbei, Manuka oder Lavendel oder auch Milchsäure vertragen. Ist die Haut immer schon empfindlich gewesen, würde ich mit Wirkstoffen nach wie vor vorsichtig sein, handelt es sich um eine eher normale Haut, können hier gelegentlich Anti-Aging-Wirkstoffe zum Einsatz kommen, und war die Haut schließlich immer schon trocken, so ist nach wie vor Feuchtigkeit und vor allem Fett ein Hauptpunkt in der Pflege.

Manche empfehlen als Anti-Aging-Maßnahme die Mimogymnastik, ein spezielles Training der Gesichtsmuskulatur. Diese Maßnahme sehe ich persönlich eher zwiespältig, da durch die Gymnastik und das Training der Gesichtsmuskulatur die Mimikfalten eher noch verstärkt werden!

Zur Reinigung empfehle ich die Verwendung einer milden hauttypgerechten Reinigungsmilch. Bei der Wahl des Gesichtswassers sollte man darauf achten, dass wenig oder kein Alkohol enthalten ist, da Alkohol die Haut noch zusätzlich austrocknen kann.

Die gelegentliche Anwendung von Peelings ist hier möglich und ist, wenn mäßig eingesetzt, auch anregender Natur, circa einmal pro Monat oder maximal alle 14 Tage. Ist die Haut entzündlich, verwende bitte kein Peeling.

Bei der reifen Haut empfehle ich zur Tages- und Nachtpflege je nach Bedürfnis reichhaltigere Fluids, eine Creme oder auch ein pflegendes Öl zur Nachtpflege.

Hier können nun kurzfristig Anti-Aging-Wirkstoffe zur Entfaltung kommen, zum Beispiel Ginseng, Hyaluronsäure, Ginko, Aloe vera, Kameliensamenöl, Avocadoöl, Calendula oder Hibiskusblütenextrakt.

Öle sollten hier aber unbedingt immer mit einem Feuchtigkeitsspender kombiniert werden, da die Haut ansonsten zu stark austrocknet.

Dies kann zum Beispiel ein Aloe-vera-Gel oder ein Manukagel sein, da diese auch entzündungshemmend wirken. Aber auch Hyaluronsäure ist ein wunderbarer Feuchtigkeitslieferant und übrigens, wenn sie nicht – wie es etwa zum Zweck der Faltenunterspritzung geschieht – synthetisch verändert wurde, grundsätzlich auch ein hauteigener Bestandteil.

Als ergänzende Pflege empfehle ich hie und da, also etwa einmal pro Woche, eine Packung aufzutragen, die der Befeuchtung, der Beruhigung der Haut, der Regeneration und der persönlichen Entspannung dienen soll.

Oder du verwöhnst die Haut hie und da mit einer Samenölkapsel.

Für den Augenbereich wählst du am besten eine deinem Bedürfnis entsprechende reichhaltige Augenpflege.

Lippenpflege ist hier auch sehr wichtig, da auch in diesem Bereich häufig Mimikfältchen entstehen. Entweder nimmst du Lippenpflege als Creme und Balsam oder tagsüber als Stick.

Mit der Körperpflege bei reifer Haut verfahren wir ganz ähnlich.

Zu vermeiden ist auf jeden Fall zu häufiges und heißes Baden, denn dies schadet dem Bindegewebe, außerdem trocknet es die Haut zu stark aus. Dasselbe gilt auch für zu häufiges Duschen. Verwende immer rückfettende Badezusätze oder milde Duschcremes.

Nach dem Duschvorgang sind Wechselduschen sinnvoll, um der Haut wieder Spannkraft zu verleihen und den Stoffwechsel in Schwung zu bringen.

Creme dich nach dem Baden oder Duschen je nach Belieben mit einer leichten oder reichhaltigen Körperpflege oder auch mit einem Öl ein.

Wenn du Öl verwendest, trage dies bitte auf die noch feuchte Haut auf.

Ein Körperpeeling zwischendurch wirkt anregend und belebend, da es die abgestorbenen Hautschüppchen entfernt und die Durchblutung der Haut anregt. Einmal pro Monat ist ein Peeling erlaubt, wenn der Hautzustand es zulässt, wenn die Haut also weder trocken noch entzündlich ist. Wähle dabei aus der reichhaltigen Palette der Naturkosmetikhersteller aus.

7. Spezialratgeber zur Pflege der verschlackten Haut

Definition:

Bevor wir uns Gedanken über die Pflege der verschlackten Haut machen, definieren wir doch erst einmal: Was ist eine verschlackte Haut, wie fühlt sie sich an, wie sieht sie aus, und wodurch wird sie verursacht?

Die verschlackte Haut entsteht, wie der Name bereits sagt, durch die Einlagerung von Stoffwechselschlacken und Umweltgiften in unseren Körper und vor allem in unsere Haut und Bindegewebe. Diese Schlacken können durch falsche Ernährung, zum Beispiel zu viel tierisches Eiweiß, zu viel schnelle Kohlenhydrate, vor allem weißes Mehl, Industriezucker und natürlich auch Genussgifte wie Alkohol entstanden sein. Auch Umweltgifte, die wir mehr oder weniger unfreiwillig und auch unbewusst aufnehmen, werden im Körper deponiert und über die Haut sichtbar.

Die verschlackte Haut erscheint oft fleckig, vor allem an den Händen zeigen sich verfrüht Altersflecken, und die Haut um Po, Beine und Hüften ist durch Zellulite gekennzeichnet, denn diese entsteht unter anderem durch Einlagerung von Schlacken in das Bindegewebe.

Um das Hautbild zu verbessern, ist eine Entgiftung des Körpers und eine Umstellung auf eine ausgewogene vollwertige Ernährung, reich an Gemüse und frischem Obst, unumgänglich. Auch die Umstellung auf eine basische Ernährung und Lebensweise ist sehr sinnvoll. Dies erreichst du, wie bereits oben beschrieben, durch eine Ernährung, die reich an Basenbildnern wie Vollkornprodukten und frischem Obst und Gemüse ist. Basische Kräutertees und die Zufuhr von Mineralstoffen und Antioxidantien, basische Bäder und Wickel wirken sich unterstützend auf dieses Hautbild aus. Weiterhin muss die Ausscheidungsfunktion des Körpers angeregt und gefördert werden, Gewebe muss ferner gefestigt werden, was du zum Beispiel durch Bewegung und entschlackende Saunabesuche erreichen kannst. Gleichzeitig wird die Festigung und Durchblutung noch unterstützt durch die Anwendung von Bürstenmassagen und Wechselduschen. Auf diese Weise werden dein Körper und seine Abwehrkräfte gestärkt und das Gewebe wieder straffer.

Zusätzlich empfiehlt sich zur Unterstützung kurzfristig oder kurweise die Einnahme von Siliciumgel, da Silicium oder Kieselerde den Aufbau und die Festigung des Bindegewebes unterstützt. Trinke viel Wasser – am besten kohlensäurefrei – oder ungesüßte Kräutertees. Einmal oder zweimal im Jahr ist eine größere Entschlackungskur ratsam.

Hierfür gibt es viele Möglichkeiten. Ich empfehle basische Entschlackungskuren, Fastenkuren auf Pflanzenbasis oder auch die ayurvedische Panchakarma-Kur, die hier in Deutschland, aber auch in der Geburtsstätte des Ayurveda, in Sri Lanka, angeboten wird. Bei Belastungen mit Schwermetallen sind auch Entgiftungen mit Spirulina oder Chlorella denkbar. Am besten plant man diese im Frühjahr oder auch im Herbst ein. Ein guter Heilpraktiker oder eine gute Heilpraktikerin kann hierzu kompetente Anleitung geben.

Zur Unterstützung deiner Entgiftung kannst du kurweise basische Pflegeprodukte anwenden, zum Beispiel zusammen mit der Durchführung einer Entschlackungskur, um somit die Ausscheidung von Schlacken zu unterstützen. Wähle dabei aus den Produkten basischer Naturkosmetik aus. Stelle nach dieser Entschlackungskur aber bitte wieder auf die hauttypgemäße Pflege um, da der gesunde pH-Wert der Haut im sauren Bereich liegt und nicht im basischen Bereich.

8. Spezialratgeber zur Pflege der Männerhaut

Bei der Pflege von Männerhaut gelten grundsätzlich die gleichen Regeln wie vorher beschrieben. Der einzige Unterschied ist, dass Männerhaut etwas dicker ist als die Haut der Frau.

Männer mögen häufig lieber leichtere Produkte als reichhaltige.

Auch die Naturkosmetikfirmen bieten spezielle Produkte für Männer an.

Diese Produkte sind von der Beduftung meist etwas herber und von der Konsistenz etwas leichter. Häufige Duftbestandteile sind Sandelholz, Zeder und Vetiver, als Wirkstoffe werden gerne Aloe, Manuka oder Allantoin genommen, da sich diese gerade nach der Rasur als entzündungshemmende Wirkstoffe auszeichnen.

Es spricht aber überhaupt nichts dagegen, dass Männer die gleichen Produkte verwenden wie Frauen, vorausgesetzt, sie mögen das.

Deshalb bitte ich alle Männer unter den Lesern, die vorher genannten Hauttypen zu beachten und ihre Pflege entsprechend vorzunehmen.

9. Spezialratgeber zur Pflege der Couperosehaut

Wie die Couperosehaut zu behandeln ist, ist zum Teil noch sehr umstritten.

Um dies genauer festzulegen, müssen wir deren Entstehungsweise genauer betrachten.

Die Couperose selbst zeichnet sich durch kleine sichtbare Blutgefäße im Gesicht aus, die der Haut dann eine kupferrote Färbung verleihen.

Couperose kommt aus dem Französischen und bedeutet Kupferfinne.

Diese sichtbaren Blutgefäße und Kapillaren resultieren häufig aus einer familiär veranlagten Bindegewebsschwäche.

Die Couperose ist aus medizinischer Sicht nicht immer eindeutig trennbar von der Rosacea, einer ähnlichen Hauterkrankung, die mit Gefäßerweiterungen, sogenannten Teleangiektasien, einhergeht.

Zu vermeiden sind in beiden Fällen Nahrungsmittel, die gefäßerweiternd wirken, wie zum Beispiel Kaffee, Alkohol oder scharfe Gewürze.

Heftige Temperaturwechsel beeinflussen das Hautbild ebenso negativ. Deshalb sind Saunagänge nicht besonders förderlich, aber auch Spaziergänge in eisiger Kälte und anschließend starke Überhitzung, wie zum Beispiel durch starke Sonneneinstrahlung, Solarium etc. sind nicht empfehlenswert.

Bei der Pflege der Couperosehaut gelten grundsätzlich dieselben Pflegeempfehlungen wie bei der sensiblen Haut.

Vermeide hier vor allem stark durchblutungsfördernde Wirkstoffe wie etwa Arnika, Brennnessel oder Algen. Alle Hautirritationen, sei es durch zu starke Reinigungsvorgänge, Peeling, Austrocknung der Haut oder Duftstoffe, sind zu vermeiden.

Verwende keine Kosmetika auf Paraffin- oder Silikonbasis, da diese ein Quellen der Haut begünstigen.

Wirkstoffe, die sich bei Couperose kurzfristig eingesetzt positiv auswirken, sind Weihrauchextrakt, Allantoin, Panthenol, Kamille, Mäusedorn-Extrakt, Calendula, Aloe vera, Zink und Nachtkerzenöl.

Beim Make-up ist darauf zu achten, dass es nicht zu reichhaltig ist, da dies eine Quellung der Haut und somit deren Anfälligkeit erhöhen könnte.

10. Spezialratgeber zur Pflege der Haut bei perioraler Dermatitis

Die periorale Dermatitis ist eine Entzündungsreaktion der Haut im Bereich von Mund und Nase. Sie ist vor allem gekennzeichnet durch leichte Rötungen und kleine Pusteln.

Die periorale Dermatitis entsteht meist in Stresssituationen vornehmlich bei Frauen, die sich sehr gerne und sehr viel pflegen.

Da konventionell hergestellte Kosmetik aber stark mit Stoffen durchsetzt ist, die die Haut irritieren, kann dies in einer Stresssituation eben auch zu einer perioralen Dermatitis führen, denn gerade in einer hektischen Phase kann nicht nur unsere seelische Barriere, sondern auch unsere Hautbarriere angeschlagen sein. So können dann Bakterien und alle anderen Reizstoffe leichter in die Haut eindringen und zur Entzündung führen.

Deshalb ist darauf zu achten, beide Barrieren, die seelische wie die der Haut, wieder aufzubauen.

Gönne dir regelmäßig Auszeiten, komme zur Ruhe, entspanne dich.

Pflege deine Haut mit Naturkosmetik im Sensitivbereich.

Für die geröteten Stellen um Mund und Nase empfehle ich zusätzlich die Anwendung einer Zinkpaste am Abend, die hier häufig Wunder bewirkt.

Aus medizinischer Sicht sind hier Cortisoncremes nicht angezeigt, da sie die Entzündungsreaktion eher noch verschlimmern.

Mediziner verschreiben hier meistens ein Antibiotikum, in der Regel Erythromycin zusammen mit einer Zinkpaste.

Wenn du konsequent sparsam pflegst wie oben beschrieben, kann je nach Ausmaß der Erkrankung aber die Zinkpaste schon ausreichend sein, um die Dermatitis zum Abheilen zu bringen.

Die Ratgeber und Tipps in diesem Buch wurden von mir auf Basis meiner Berufserfahrung sorgfältig erarbeitet und erwogen.

Eine Garantie oder Haftung der Autorin bzw. des Verlags für Personen-, Sach- oder Vermögensschäden ist dennoch ausgeschlossen.

Nachwort

Nachdem nun alles ausgesprochen und gesagt ist, was gesagt werden musste, hoffe ich, dass mein Buch viele zum Nachdenken und zur Überprüfung ihrer Ansichten angeregt hat und auch vielen Menschen ein Leitfaden für eine gute und gesunde Hautpflege sein wird. Ich hoffe, dass viele aus diesen Worten genauso viel lernen können, wie ich aus anderen Büchern und Erfahrungen, Tätigkeiten und durch Versuch und Irrtum gelernt habe.

Es lag weder in meiner Absicht, jemanden durch meine Worte zu verletzen, noch pauschal irgendeine Berufsgruppe anzugreifen. Dennoch zeigen und spiegeln sich in einigen Berufsgruppen allgemeine Entwicklungen, die eben für die Allgemeinheit und den Verbraucher nicht positiv sind. Diese Missstände müssen aufgezeigt und beseitigt werden. Möge mein Buch zu einer sinnvollen Entwicklung in der Kosmetikbranche beitragen.

Ich wünsche allen Lesern alles Gute für ihre Haut!

Quellennachweise

Literatur

- Die große Kosmetik-Liste Nr. 01, Öko-Test, 15.11.2004.
- dpa, Die Welt, 12.01.2004, S. 27.
- Produkte/F&E/Marken, 23.01.2006, The Asahi Shimbun 2006.
- Heinz Knieriemen, Paul Silas Pfyl, Kosmetik-Inhaltsstoffe von A-Z; Baden, München: AT-Verlag, 2. Aufl. 2006, S. 128.
- Ingo Reich, Handelsblatt, 04.11.2002.
- Barbara Vonarburg, Tagesanzeiger; 23.04.2002, S. 42.
- Rolf Zander, KI-Magazin, Forschung und Entwicklung; Kosmetik International Verlag GmbH, 7/98, zitiert nach Dr. Baumann Kosmetik, Bestandteil eines Rundschreibens.

Bilder

- Medicom Pharma GmbH, http://www.medicom-pharma.de/Die-Haut-Spiegel-der-Seele--250d1o747.html 2008, 26.12.2008.